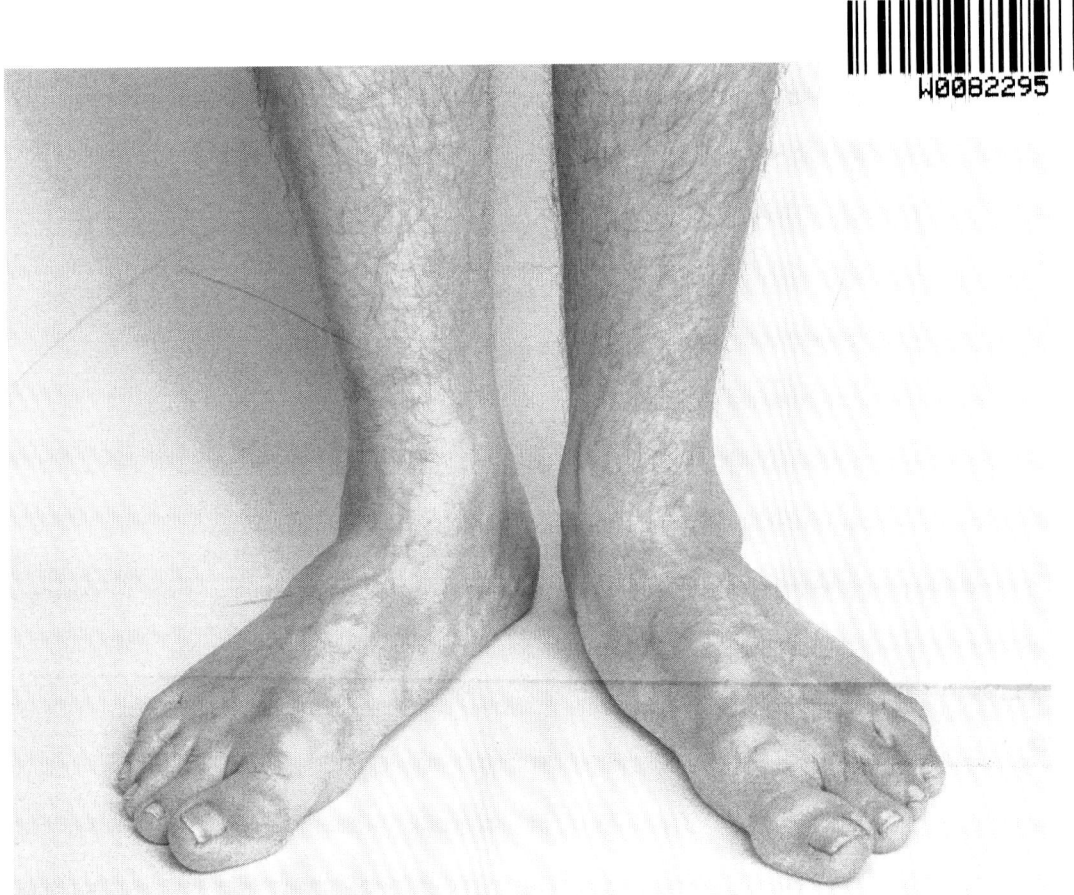

La técnica de ortesis invertida:
Un proceso de estabilización del pie para pies pronados

Por

Richard L Blake, DPM

Ex presidente de la Academia Americana de Medicina Deportiva Podiátrica
Adjunto de la facultad, Escuela de Medicina Podológica de California,
Universidad Samuel Merritt, Oakland, California
Ex Editor Especial, Medicina Deportiva, Revista de la Asociación Americana
de Medicina Podológica
38 años de Podólogo en el Instituto de Ortopedia y Deporte, Saint Francis
Memorial Hospital, San Francisco, California

Impreso en los Estados Unidos de América

Primera impresión, 2019

Traducción al español, 2020

La información médica contenida en este libro, incluidas las recomendaciones de tratamiento y / o producto, son únicamente la opinión del autor.

ISBN 978-1-09830-278-8

Book Baby Publishing

7905 N Crescent Blvd

Pennsauken, NJ 08110

https://www.bookbaby.com/

Dedicatoria

Me encantaría dedicar este libro primero a mi esposa Patty, quien continúa inspirándome, amándome y trayendo paz a mi mundo. Ella es una mujer increíble. Hemos viajado juntos por la vida durante más de 47 años y ha sido un gran regalo para mí. Te quiero mucho Patty.

Mi segunda dedicación es a mi querida profesión. Desde que decidí postularme a la escuela de podología en 1975, nunca he mirado atrás. La podología es una tremenda profesión para el cuidado de los pacientes. Este libro es un reflejo de esta historia de amor con mi profesión y mi deseo de ser positivo en un panorama general. Cuando diseñé por primera vez un dispositivo de ortesis invertida para un paciente hace muchos años, supe que tenía algo especial. Entender la biomecánica de los pacientes y cómo solucionarlo cuando se rompen o causan un estrés anormal, ha sido el viaje de mi vida. La técnica de ortesis invertida fue realmente una doble satisfacción natural de ese viaje.

Mi tercera dedicación es a mi familia. Las exigencias de la medicina y la investigación pueden distraernos de lo que es realmente importante en la vida. Mi esposa, mis hijos y sus cónyuges, y mi nieto, me han enseñado a amar más de lo que podría imaginar. Se trata de amar a tu familia y luego a tus pacientes, donde la dedicación extra para comprender y aplicar el Dispositivo de Ortesis Invertida a la atención del paciente puede realmente afianzar tus prácticas. Creo que vale la pena el esfuerzo.

Mi última, pero no menos importante, dedicación es a los dos increíbles podólogos españoles que trabajaron muy duro para traducir esto a la hermosa lengua española. Los Drs. Carlos Martínez Sebastián y Álvaro Gómez Carrión. Estaré siempre en deuda con vosotros.

Prólogo

La práctica de la biomecánica podiátrica iba a cambiar para siempre cuando Richard Blake, DPM, tomó la decisión de inscribirse en el Colegio de Medicina Podiátrica de California en 1975. El Dr. Blake era un estudiante reflexivo, enérgico y trabajador que hizo la transición sin problemas en el campo gracias a la formación con becas, un puesto de facultad, y luego en la práctica privada. Con su interés y dedicación a la medicina deportiva, se dio cuenta de una situación que había dejado perplejos a innumerables profesionales desde que el área de especialidad de la biomecánica se desarrolló por primera vez en el campo de la podología. ¿Por qué las ortesis a menudo no podían cumplir con las expectativas del profesional sobre cómo deberían mejorar la función de sus pacientes? Uno examinaría a su paciente, obtendría un yeso, completaría una receta y un laboratorio ortopédico fabricaría la ortesis. Luego, el día de la dispensación de la ortesis, a menudo había una sensación de sorpresa, ya que los resultados anticipados no se materializaban. Aunque el paciente puede haber experimentado alguna mejora con la ortesis, el resultado fue a menudo decepcionante.

Personalmente, experimenté estas situaciones, concretamente en el área de la podiatría pediátrica, donde no era raro que la ortesis inicial produjera resultados inferiores al óptimo. Esto normalmente llevaría a ajustes ortésicos donde se aplicaron almohadillas, cuñas y posteos adicionales para tratar de lograr la corrección deseada. La misma situación ciertamente ocurrió en otros pacientes, y en gran medida en el área de la medicina deportiva, donde los profesionales a menudo se enfrentaban con pacientes que demostraban una función anormal y fuerzas mecánicas significativas.

Cuando el Dr. Blake se encontró con este dilema, desarrolló la mejor trampa para ratones. Combinando su conocimiento práctico de mecánica deportiva con biomecánica funcional, desarrolló una ortesis que soportaría mejor las fuerzas dinámicas significativamente anormales que se encuentran en atletas con una función anormal de las extremidades inferiores. A medida que trabajó cada vez más para alterar los parámetros de cómo se debe corregir una ortesis, desarrolló lo que en última instancia se denominaría Técnica de ortesis invertida de Blake. Inicialmente se encontró con cierto grado de escepticismo debido a su extrema desviación de la clásica ortesis tipo Root, y pronto se hizo bastante claro que la utilización de esta técnica, especialmente en marcados excesos de pronación, cambió repentinamente el campo de juego para tratar con éxito a este tipo de pacientes. Además, se hizo evidente que este tipo de ortesis, aunque originalmente desarrollado para su uso con la población atlética, claramente sería igual de efectivo en casi todos los pacientes que demuestran una función anormal significativa del pie.

Personalmente, me ha permitido proporcionar el tipo de control, corrección y una mejorada mecánica que siempre he deseado para mis en pacientes pediátricos. En muchos casos, los jóvenes que antes solo mejoraban con el uso de ortesis o AFO tipo UCBL, ahora se pueden tratar con éxito con una ortesis más cómoda y eficiente. Cuando se observa el panorama de la podología y lo que ha proporcionado a los pacientes con problemas incapacitantes de las extremidades inferiores, es difícil seleccionar una ortesis que haya tenido un efecto más profundo en nuestros pacientes que la ortesis invertida de Blake.

Ahora, recetada por miles de profesionales de todo el mundo, la filosofía de tratar el problema biomecánico de un paciente con este tipo de ortesis, junto con sus modificaciones, ha mejorado ciertamente la calidad de vida de decenas y probablemente cientos de miles de pacientes. La ortesis invertida ha beneficiado a todo tipo de pacientes, desde el atleta hasta la población más longeva y también al paciente pediátrico.

Ha sido un honor personal y profesional haber conocido al Dr. Blake desde sus días de estudiante, a través de su formación de becario, hasta el presente, donde somos socios en la práctica. No puedo agradecerle suficientemente todas las innumerables horas y el arduo trabajo que dedicó para desarrollar una técnica que ha mejorado la vida de muchos de nuestros pacientes. ¡Esto realmente representa un trabajo bien hecho! Lea el libro, comprenda los principios y disfrute de la satisfacción de una exitosa práctica biomecánica.

Ronald L Valmassy D.P.M.,
Ex profesor y presidente
Departamento de biomecánica podiátrica
Colegio de Medicina Podológica de

California

Editor
Clinical Biomechanics of the Lower
Extremity, Mosby Publishing, 1996

Prueba previa de la técnica de ortesis invertida

Respuestas al final del libro en la última página

1. ¿Cuál es la función número uno de la técnica de ortesis invertida?
2. Si un paciente tiene 12 grados en eversión en PRCA (posición relajada de calcáneo) de talón, ¿inicialmente qué grados habría que pedir en la técnica de ortesis invertida?
3. ¿Cómo se correlaciona la corrección del yeso con los grados de cambio del talón observados en el paciente?
4. ¿Cuáles son los grupos musculares que habría que fortalecer en pacientes con síndrome de pronación?
5. Con una PRCA de 2 grados de inversión, ¿cómo se puede relacionar eso con un problema de pronación?
6. Con un exceso de pronación, ¿qué compartimento de la rodilla se comprime?
7. A medida que se intenta eliminar o ralentizar la pronación excesiva, ¿cuáles son los métodos utilizados para proteger la columna lateral del exceso de supinación?
8. ¿Por qué el equino causa una pronación excesiva, en qué plano causa principalmente subluxación, y por qué es importante revertirlo cuando se utiliza la técnica de ortesis invertida?
9. Al diseñar una ortesis invertida, ¿qué punto de referencia se convierte en el pico del arco interno?
10. Al realizar evaluaciones de la marcha, ¿cuáles son las 6 fuerzas anormales más comunes que habría que evaluar?
11. Hay 27 áreas que pueden ser dolorosas por la pronación excesiva (Apéndice 1). ¿Cuáles son las 3 causas más comunes de dolor en la periostitis tibial medial distal por pronación excesiva?
12. La pronación excesiva, si es la causa o el factor agravante de una lesión, afecta el eslabón más débil de la cadena. Si afecta a un tendón tibial posterior débil, ¿cuáles son las 7 ubicaciones donde un tendón tibial posterior débil puede presentar dolor?
13. De lo simple a lo complejo, ¿cuáles son los 10 métodos para ayudar a controlar la pronación excesiva (por ejemplo, uno de ellos es la inversión del talón con el vendaje en J con leukotape)?
14. ¿Actualmente la ortesis invertida se compone de 2 técnicas a la hora de tomar el molde?
15. ¿Por qué un paciente con una pronación excesiva mejora con un 25% de ayuda de pronación y otro paciente necesita un 110% durante un tiempo?
16. La Ley de Occam significa que la causa más común de una lesión es la causa de la lesión. ¿Cómo funciona esto con la Regla de 3 en la investigación de la causa de muchas lesiones por uso excesivo?

Tabla de contenido

Introducción a la Técnica de Ortesis Invertida

¿Cómo se estructura el libro?

Es un proceso de fabricación del laboratorio para el apoyo en varo del retropié mientras se estabiliza la columna lateral y no se bloquea la plantarflexión del primer radio para la propulsión. Tomó más de 30 años desarrollarlo y probarlo. Me enorgullece presentarles el concepto en estas páginas. Coloqué este video para que lo revise aquí, solo para que visualice la corrección del yeso de una gran cantidad de inversión (fue el 3er dispositivo ortopédico para este paciente).
https://youtu.be/pKWOKCgJVDQ
Como con cualquier técnica nueva en su práctica, tomará mucho tiempo su aprendizaje. Deberá tener una buena relación de trabajo con su laboratorio ortésico, donde estén familiarizados con las diversas técnicas discutidas en el libro, o al menos algunas de ellas y que estén dispuestos a aprender. He llenado este libro con preguntas de estudio para ayudar a asegurarte de que comprendes el proceso básico. Cuando quiera ampliar un concepto, pero no romper el flujo del texto, voy a hacer referencia a los Apéndices cerca del final del libro. Le prometo que este es el mayor apoyo que puede ofrecer a sus pacientes en una ortesis puramente funcional. Divido las ortesis en su función principal como amortiguación y protección, equilibrio y apoyo, correctiva y altamente correctiva. La técnica de ortesis invertida se ajusta a las categorías correctivas y altamente correctivas, pero debido a modificaciones o adiciones, puede hacer versiones híbridas ilimitadas. Es realmente una técnica sin muchos límites en la función, excepto los supinadores severos que necesitarán una ortesis anti-supinación altamente correctiva. La técnica es más parte de un proceso de cambio de la biomecánica para un propósito, y este cambio puede variar debido a diferentes necesidades para la lesión, necesidades de calzado, necesidades de entrenamiento y otras variables. Básicamente, a veces es posible que se necesite un apoyo completo o incluso una corrección temporal excesiva, y otras veces solo un poco de ayuda con el apoyo y con la amortiguación en los pies. El libro está organizado en torno a las siguientes áreas clave que incluyen:

1. Tabla de contenido
2. Introducción
3. Singularidad de la técnica de ortesis invertida
4. El papel de la evaluación de la marcha
5. El papel del examen biomecánico
6. Clasificación de los pacientes biomecánicos
7. Escribir una receta para una ortesis invertida
8. Modificaciones en la ortesis invertida
9. Cómo abordar un problema de pronación desde varios métodos
10. Comprensión de los síntomas relacionados con la pronación y otros problemas biomecánicos
11. Apéndices para estudios posteriores
12. Índice

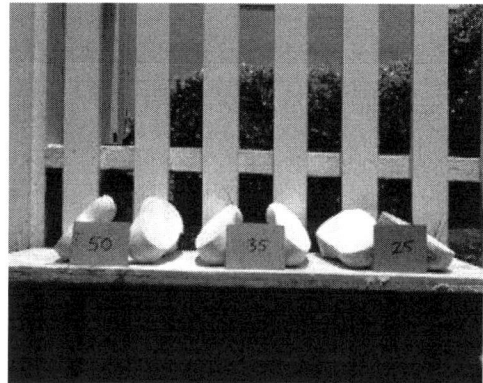

Moldes invertidos de 25, 35 y 50

Concepto básico de la técnica de ortesis invertida

Cuando los pacientes se presentan con una pronación excesiva y tienen síntomas vinculados a ese movimiento o al terrible mal alineamiento debido a sus pies planos (ver Apéndice 1), los podólogos tienen muchas opciones. Estas opciones incluyen varias formas de dispositivos ortopédicos para los pies, aparatos ortopédicos como la Richie Brace o la Arizona Brace, selecciones de calzado como el Motion Control Brooks Beast, ejercicios de fortalecimiento para combatir la pronación con su rotación interna excesiva de las extremidades, estiramiento para Aquiles o isquiotibiales acortados y rígidos, cambios en la marcha en busca de lo fisiológico, cambios en el patrón de entrenamiento para disminuir el estrés y más tiempo para la recuperación, y luego modificaciones en los zapatos, como cuñas en la mediasuela o en la suela y en el acordonado. Para pronadores severos, todas las categorías anteriores pueden desempeñar algún papel en su tratamiento general, pero quiero hablar sobre un tipo de ortesis llamada Técnica de ortesis invertida, que creo que debería ser un aspecto vital en su arsenal de tratamientos.

1 ¿Qué opciones se pueden usar para ayudar con el exceso de pronación y sus síntomas?
1. Ortesis funcionales para pies.
2. AFO como las Richie Braces.
3. Zapatillas para correr con control de estabilidad o de movimiento.
4. Ejercicios de fortalecimiento especialmente para el control de la pronación.
5. Estiramiento de las fuerzas equinas.
6. Cambios de marcha para una marcha más fisiológica.
7. Cambios de entrenamiento para menos estrés y más recuperación.
8. Modificaciones de calzado para corrección en varo o estabilidad general.
9. Todo lo anterior.
(ver apéndice 12)

Cuando un paciente necesita ayuda para su pronación, en una ortesis, lo primero que se mide es la posición del talón en ambos pies. Tienden a ser asimétricos hasta en cierto grado en la mayoría de los casos, por lo que es importante no generalizar. La técnica de ortesis invertida está realizada con toma de molde (técnica de Root) y el talón se establece en el molde positivo con 5 grados por cada grado que se desee cambiar (con una inversión de 35 grados el punto de partida más alto). En la foto de a continuación, la posición del talón en reposo del pie izquierdo estaba evertida 7 grados, y quería que el dispositivo ortopédico centrase el talón del paciente en posición vertical, por lo que se prescribió una ortesis invertida de

35 grados. El talón se mide con el pie descalzo (posición relajada del calcáneo o posición de reposo) y en el dispositivo ortopédico para medir el cambio producido.

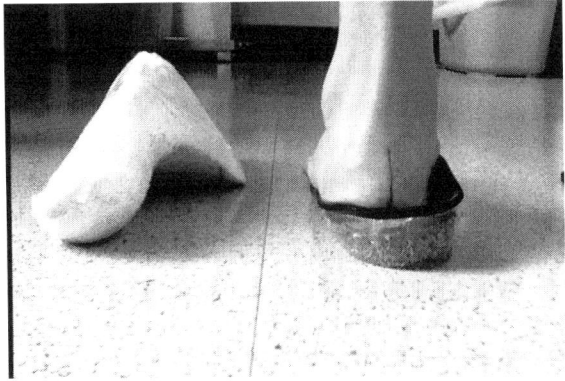

La ortesis izquierda invertida de 35 grados se está utilizando aquí para corregir un talón evertido de 7 grados o buscando como meta una posición vertical del talón.

La técnica de ortesis invertida, también conocida como ortesis invertida de Blake, o BIO, se fabrica en situaciones en las que se desea una gran fuerza de inversión en el talón y en el arco proximal. Lo inventé a principios de la década de 1980, pero mis compañeros tardaron otros 10 años en probar la técnica y los nutrí con la ayuda de los Drs. Merton Root, Ronald Valmassy y John Weed. Unos 10 laboratorios ortésicos profesionales a nivel internacional pueden fabricar la ortesis (la mayoría con mi guía inicial directa). Tengo un blog y un canal de YouTube con más información (https://drblakeshealingsole.com) sobre la técnica. Acabo de comenzar otro blog sobre la técnica invertida solo para que mis lectores puedan hacerme preguntas y el aprendizaje general pueda continuar (https://invertedorthotictechnique.blogspot.com).

En realidad, cada laboratorio de órtesis tiene ligeramente diferentes modificaciones que han encontrado trabajando intensamente con su clientela. Donde estudio tras estudio muestra que los dispositivos modificados de Root no pueden influir significativamente en la posición del talón (sólo retardar el movimiento de pronación o intrínsecamente hacer que el pie sea más estable), la técnica invertida puede cambiar la posición del talón. El dispositivo de Root fue diseñado inicialmente para estabilizar el pie en una mejor posición y la ortesis invertida fue diseñado para cambiar el posicionamiento del pie. De esta manera, se puede ejercer un gran efecto en las posiciones del talón, tobillo, rodilla y cadera. Sin embargo, con este significativo potencial de cambio, surge una mayor necesidad de que el profesional comprenda qué son las mecánicas normales y anormales y cómo pueden ser influenciadas. Espero que esta información le ayude a comprender el papel de la técnica invertida para ayudar a que exista la mecánica normal. Cuando esté acostumbrado a la ortesis creada por la técnica invertida, espero que vea que los beneficios superan con creces los negativos.

#2 ¿Quiénes son algunas de las grandes mentes podiátricas que influyeron en las ortesis modernas?
1. Dr. Merton Root
2. Dr. John Weed
3. Dr. Ron Valmassy
4. Dr. Kevin Kirby
5. Dr. Howard Dannenberg
6. Drs. Sheldon Langer, Justin Wernick, Joseph D'Amico
7. Todos los anteriores

(vea apéndice 12)

¿Dónde encaja la técnica invertida en mi mundo de ortesis que prescribo para mis pacientes?

Cuando evalúo a un paciente, trato de ver cómo puedo ayudarle. A medida que me cuentan su historial, las pistas pueden presentarse en lesiones pasadas o presentes, el uso de ortesis antiguas, la selección de zapatos antiguos, etc. Luego los veo caminar y correr (si corren) y clasifico sus patrones de lesión y marcha. Estoy seguro de que no soy IBM Watson, pero hay patrones que pueden predominar. ¿Son pronadores con síntomas de pronación? ¿Son supinadores con síntomas de supinación? ¿Hay diferencia en la longitud de las piernas que estén causando problemas? ¿Simplemente tienen problemas de absorción de impacto? ¿Su tratamiento anterior ha sido perfecto o puedo hacer algunos ajustes? ¿Dónde juegan un papel los músculos débiles o tensos? ¿Comienzo con una ortesis personalizada o personalizo una ortesis de venta libre? Por supuesto, en el mundo real, los pacientes pueden presentar una combinación de factores y vuestro trabajo es averiguar por dónde comenzar. Eso es todo lo que tienes que hacer en la primera visita, y luego podrás cuidadosamente colocar cada cosa en su sitio. En cuanto a los pronadores, ¿hay pronación leve, moderada o severa? Suponga que la técnica invertida se puede utilizar en cualquier persona que usted determine que es un pronador con un punto de partida de 15 grados (pronador leve), 25 grados (pronador moderado) y 35 grados (pronador severo). Muchos profesionales utilizan este punto de partida sin tomar

medidas y están haciendo todo lo posible para controlar la pronación y ayudar a sus pacientes. Trato de usar la técnica de equilibrado de Root para supinadores, el modelo de ortesis de Hannaford para problemas de absorción de choque, alza para disimetrías y fortalecimiento y estiramiento para músculos débiles y tensos. Modifico / personalizo muchas palmillas (OTC), como Sole o Powerstep, también para pronadores. De media, el 20% de mis pacientes que pasan por la consulta biomecánica recibirán ortesis invertidas en un futuro cercano.

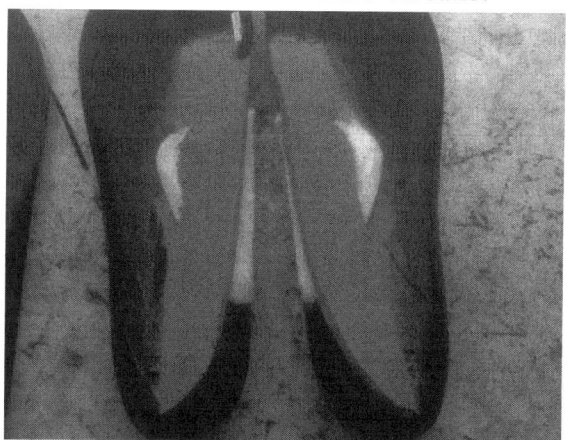

Ortesis OTC Personalizada

3 En general, de las siguientes causas de lesiones o síndromes de dolor, ¿cuál es la razón principal por la que se prescribe una ortesis invertida?

1. Pronación
2. Supinación
3. Mala absorción de choque
4. Discrepancia de longitud de extremidades
5. Músculos tensos
6. Músculos débiles
    (ver apéndice 12)

La técnica de ortesis invertida probablemente sea única para las ortesis, excepto los dispositivos biaxiales y triaxiales, en el mundo de la pronación severa, pero existen muchas técnicas para la pronación leve a moderada que también pueden sernos útiles. El clásico es el de Root modificado donde se invierte el pie más de 3 grados y luego se usa cazoletas laterales altas o solo zapatos estables y botas (fabricados por muchos laboratorios). He trabajado un poco en las técnicas biaxiales y triaxiales del Dr. Richard Lundeen que también parecen tener más fuerza de inversión en el pie (a través de Allied OSI labs). https://www.aolabs.com/ El Apéndice 8 resume la mayoría de los dispositivos ortopédicos, incluidos los que no utilizan la técnica invertida, que he visto en el mercado para una mayor corrección de la pronación en la era moderna. Mi compañero, el fallecido Dr. William Olson, usó los laboratorios KLM para fabricar muchos de estos con gran éxito. http://www.klmlabs.com/ Fue el Dr. Olson quien introdujo las ortesis de fibra de carbono en la profesión. No estoy incluyendo el clásico UCBL, las placas Roberts-Whitman y los soportes de arco Shaffer, ya que no tengo experiencia en utilizarlos para mis pacientes. http://ever-flex.com/plates.html

4 ¿Cuál no es una ortesis de técnica invertida común para un mejor control de la pronación (del Apéndice 8)?

    1. Dispositivo de Root modificado configurado a 5 grados de inversión

    2. Ortesis de Root modificada con Medial Kirby Skive

    3. Vertido de yeso en el negativo en un pie con antepié valgo/primer radio plantarflexionado

    4. Vertido de yeso en el negativo en un pie con Antepié Varo /antepié supinado

    5. Dispositivo de Root modificado configurado a 8-10 grados en inversión con Medial Kirby

       (ver apéndice 12)

Consideración de la columna lateral con la técnica de ortesis invertida

La técnica invertida comenzó como una fuerza de la columna medial para disminuir la pronación y en realidad invertir los talones de los pacientes. Mi primer paciente tenía un valgo colapsado de tobillo con un incremento de genu valgo y después de 6 dispositivos diferentes finalmente descubrí que funcionaba mejor con una inversión de 24 grados (con botas de montaña para la estabilidad de la columna lateral). Tardé entre 7 y 10 años en comprender ese aspecto de la ortesis, y luego otros 10 años en comprender sus efectos tanto en los positivos como en los negativos en los otros 3 arcos. Debo enfatizar que trato a los pacientes y, durante esos 10 años, he fabricado cuidadosamente mis propias ortesis para experimentar y aprender. Al principio de mi carrera me di cuenta de que tenía algo bueno que hacer y me apasioné. Desde que trato a los pacientes, las ortesis funcionales para pies son una gran herramienta para ayudar a casi todos los pacientes en cualquier etapa de la lesión, o para la protección y prevención a largo plazo. Y el tipo de ortesis que uso puede variar durante el curso de una lesión (por ejemplo, de más amortiguación a más control). Al principio de mi desarrollo de la técnica invertida, 3 compañeros inteligentes me ayudaron a considerar la columna lateral. El Dr. Mathias Fettig modificó mi técnica para pacientes con valgo del antepié / deformidad en eversión para apoyar la columna lateral y uso su técnica regularmente. El Dr. Raymond Feehery señaló que el apoyo del cuboides era crucial, y yo uso su modificación, y soy muy cuidadoso con el apoyo de cuboides en mi toma de molde y preparación del molde. El Dr. Jane Denton me mostró cómo podría bajar el soporte en la consulta si mi par dispensado estaba demasiado invertido y generando cierta inestabilidad lateral. Estaré siempre agradecido a estas personas. Todo esto será discutido más a fondo. El arco metatarsal (arco transversal distal) es un arco descuidado en mi mente. Como podólogos, capturamos bien la alineación del metatarso solo en moldes de suspensión (mi toma de molde de elección). Otras técnicas aplanan esa área demasiado. Pero, incluso el molde de suspensión en realidad no soporta bien los huesos en algunos pacientes (solo se captura el contorno de la piel) y nos vemos obligados a usar almohadillas metatarsales de venta libre en ortesis personalizadas. Las ortesis aún están atascadas en una industria donde se valora el soporte del arco interno sobre todo. Hace 40 años, el Dr. Merton Root intentó desesperadamente separar los soportes del arco y las ortesis funcionales para los pies. Con la técnica de ortesis invertida, el soporte del arco extra interno me ha ayudado a

enseñarme el valor de los arcos lateral y metatarsales. El cuarto arco, el arco transversal proximal, está bien estabilizado por la técnica invertida y el cuidado del cuboides en la toma de molde y en la preparación del molde.
http://www.drblakeshealingsole.com/search?q=Fettig

#5 La técnica invertida tiene muchas modificaciones desde su inicio debido a la ayuda de muchas mentes brillantes. ¿Cuál de los siguientes no coincide la corrección del arco con quien me ayudó?
    1. Dra. Jane Denton —- Arco lateral
    2. Dr. Kevin Kirby —- Arcos medial y lateral
    3. Dr. Mathias Fettig —- Arco lateral
    4. Dr. Raymond Feehery —- Arco Medial
    5. Dr. Paul Scherer —— Arcos medial y lateral
      (ver apéndice 12)

Componentes del dispositivo de ortesis invertida típica

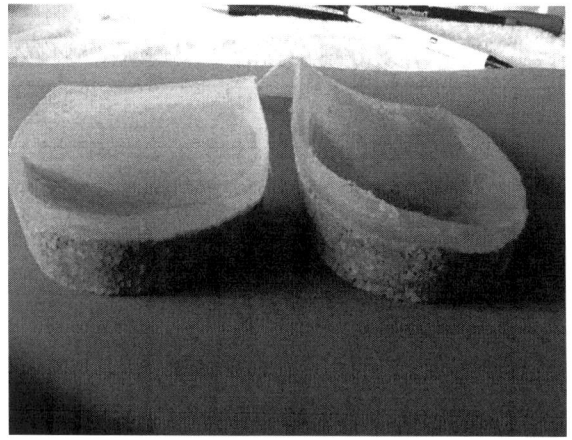

Invertida (derecha) Root (izquierda)

La ortesis invertida estabiliza la extremidad inferior en algo más que la inversión. Es típico de la fuerza de inversión, la cazoleta profunda, el grosor del material apropiado para la fuerza pronatoria, que no haya movimiento en los posteados del retropié, siendo tan ancho como el zapato. Las cazoletas profundas son un aspecto importante del famoso UCBL (University of California Biomechanics Laboratory), pero ahí es donde termina la similitud. La ortesis invertida estándar incluye:

1. 25 grados de inversión (5 grados de cambio de talón).
2. Polipropileno de 4 o 5 mm basado en el peso y las fuerzas de pronación que se mantendrán o disminuirán.
3. Cazoletas de talón de 23 mm medial y lateral (son comunes los talones profundos de hasta 28 mm).
4. Cero grados de movimiento en un posteo extrínseco de retropié (más estable: movimiento utilizado si hay dolor medial en la rodilla o problemas de absorción de choque).
5. El mismo ancho que el zapato (solo si se permite con éxito la plantarflexión del primer radio en la propulsión al alcanzar la corrección del yeso en la primera articulación escafocuneana).
6. Todo lo que hace que la columna lateral sea estable.
7. Asegurarse de que el primer metatarsiano pueda plantarflexionar durante la propulsión.

#6 Si una ortesis estándar de 25 grados es demasiado rígida o estable que conduce a problemas de absorción de impactos o demasiado control, genera inestabilidad lateral, ¿cómo se puede solucionar en la clínica sin hacer otra ortesis? Por lo general, recomiendo hacer uno, máximo dos, y luego verificar la respuesta del paciente.

1. Adelgazamiento del plástico en el arco (si está hecho de polipropileno).
2. Bajar la cazoleta medial.
3. Pulir el posteo medial del talón o retirar la mitad medial del posteo extrínseco.
4. Pulir (típicamente 4 grados) en el posteo del retropié, pero no si hay inestabilidad lateral.
5. Agregar una modificación de Denton.
6. Agregar una cuña de valgo de 3 mm (después de haber probado el Denton).
7. Colocación de un Kirby lateral temporal entre la cubierta superior y el área plástica del talón.
8. Todo lo anterior .

(ver apéndice 12)

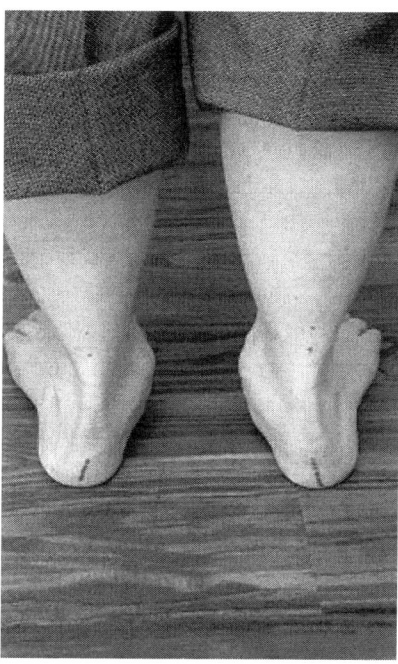

Relación 5 a 1 en la técnica de ortesis invertida

¿Cómo funciona la inversión? La técnica de ortesis invertida es una técnica de laboratorio que se utiliza para intentar cambiar la posición del talón. Después de años de estudio, se descubrió que el método actual de corrección de laboratorio de una toma de moldes en 5 grados conduce a un cambio de 1 grado en la posición del pie. Esto se debe principalmente a que solo apoya la cara proximal de la columna medial en la primera articulación escafocuneana y luego permite que el yeso se separe del pie para la plantarflexión del primer radio. Por lo tanto, una inversión de 25 grados del yeso cambiaría el pie 5 grados y una inversión de 35 grados del yeso cambiaría el pie 7 grados. Esto se ha comprobado diariamente por los pacientes en sus dispensaciones ortésicas. Por lo general, se divide el calcáneo en la superficie posterior con el paciente en una posición prono, luego se coloca al paciente en el suelo midiendo las posiciones relajadas del talón derecho e izquierdo, y luego se vuelve a medir con el paciente parado sobre sus dispositivos ortopédicos.

Esto debería reflejar el cambio de grado del dispositivo ortopédico. Esta posición del talón de pie es un reflejo del apoyo medio, la parte más estable de la marcha, antes de que comience la fase de propulsión. A veces los pacientes responden un poco menos, y a veces un poco más, por lo que esta bisección del talón siempre debe medirse. Esta bisección del talón es crucial para la técnica y se basa en la técnica de medición del Dr. Root. Algunos laboratorios llenan el arco un poco más y otros un poco menos y eso puede afectar al cambio del talón. Incluso las ortesis estándar, con o sin cuña de Kirby, con o sin modificaciones en el arco medial o lateral, u otras técnicas, se miden de esta manera. Incluso si la bisección del talón es ligeramente diferente a la mía de vez en cuando, el cambio en los grados debería ser el mismo. Debe reflejar un cambio en una dirección positiva para ese paciente. Y, dado que hay tantos factores que influyen en el cambio en la posición del talón, es importante documentar el cambio exacto para poder hacer planes para futuras correcciones.

7 La medición de los cambios en las posiciones del talón mediante las líneas de bisección del talón es crucial para la técnica invertida. ¿Cuál de las siguientes influye en las posiciones del talón?

1. Redondez o aplanamiento del talón a medida que invierte el talón
2. Posición del eje de la subastragalina
3. Cantidad de laxitud ligamentosa
4. Adición de Kirby Skive
5. Cantidad de relleno de arco
6. Cantidad de ortesis lateral al eje de la subastragalina
7. Todo lo anterior
(ver apéndice 12)

La evaluación de la marcha es crucial en la técnica de ortesis invertida

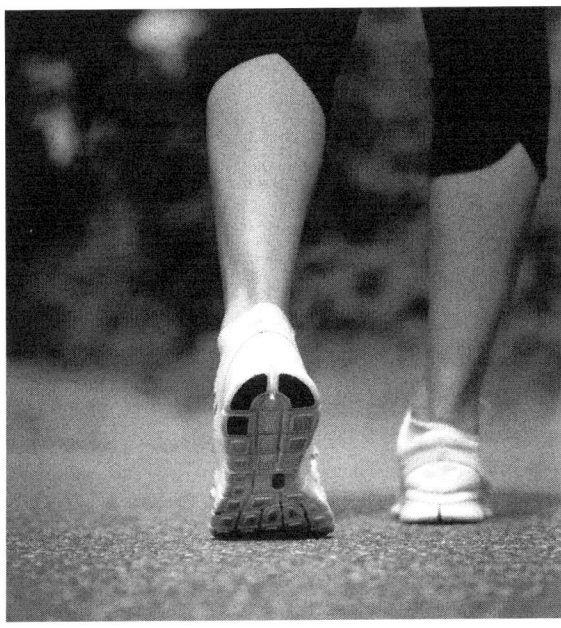

La evaluación de la marcha es crucial para el análisis del tratamiento

Mucho antes de hacer la bisección de un talón, habrá que ver al paciente caminar con y sin zapatos. Habrás llegado a alguna conclusión sobre la posición y el movimiento de cada pie. ¿Cuáles son las observaciones comunes? Comience esta observación descalzo. Recuerde que los cambios de 1-3 grados generalmente no son vistos por el ojo humano y lo registrará como sin movimiento.

• Talón invertido con poco o ningún movimiento.
• Talón vertical con poco o ningún movimiento.
• Talón evertido con poco o ningún movimiento.
• Movimiento de inversión en el contacto del talón (generalmente por un golpe de talón vertical, invertido o evertido)
• Movimiento de eversión en el contacto del talón (generalmente por un golpe de talón vertical o invertido)

Es importante tener en cuenta que la colocación del talón en realidad solo se hace bien con el talón en el centro de los ojos. Incluso cuando el pie está completamente recto, el talón seguirá en ángulo anterior medial a posterior lateral. Cuando hacemos la bisección del talón, sus ojos deben estar perpendiculares a este talón en ángulo con el paciente de espalda. Sin embargo, eso está bajo su control cuando biseccionamos un talón. Mientras observa a un paciente caminar, no puede controlar la posición del talón, y lleva tiempo hacerse bueno en este análisis. Cuanto más externa sea la marcha, más distantes estarán tus ojos de la perpendicular al talón, más probable es que adivines las observaciones iniciales. Si el talón se ve evertido, incluso en un ángulo de marcha con rotación muy externa, es probable que estés mirando un pie muy valgo.

#8 Cuando vemos a un paciente caminar con y sin zapatos, el talón es crucial en nuestras observaciones. Las observaciones comunes incluyen todas menos:
1. El talón hace una eversión desde una posición vertical.
2. El talón se invierte desde una posición evertida.
3. El talón se evierte desde una posición evertida.
4. El talón se mantiene en la posición vertical.
5. El talón se mantiene en la posición invertido.
6. El talón se mantiene en la posición evertida.
7. El talón hace una eversión desde una posición invertida.
(ver apéndice 12)

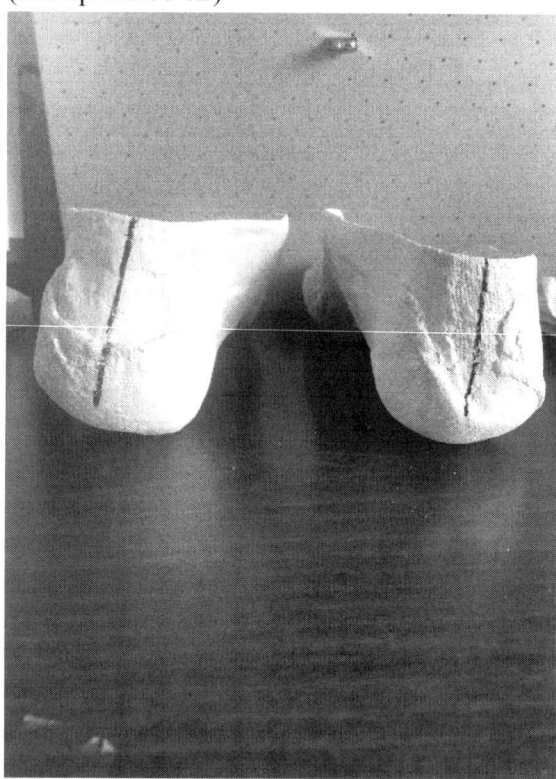

Observe la asimetría capturada en la toma de molde de un paciente con Windswept sobre

la pronación hacia la izquierda y el varo leve hacia la derecha. Esto es realmente lo que se vio en la marcha y la prescripción debe reflejar esto con la técnica invertida a la izquierda y la de Root equilibrada a la derecha. Recuerde que las tomas de moldes representan solo datos de deformidad del antepié al retropié, pero en este caso representaron lo que vi al andar en el movimiento del retropié.

Es crucial en biomecánica registrar la asimetría. Por muchas razones, los pies tienden a ser diferentes. Es normal intentar combinarlos, pero los datos de bisección del talón pueden ser honestos. Mientras observa al paciente caminar, trate de decidir qué pie se comporta más en pronación o supinación. Las 3 observaciones comunes del talón serán:

- Talón vertical con más eversión (necesitamos descubrir por qué la eversión)
- Talón evertido sin movimiento (probablemente en pronación máxima)
- Talón invertido o vertical sin movimiento (posiblemente en pronación máxima)

Se ha de hacer una observación de la posición y el movimiento (se hace más fácil cuanto más haces). Junto con la observación de la asimetría entre los pies. Es hora de ponerse los zapatos y caminar primero. Me encanta cuando tienen zapatos nuevos y viejos (a veces hay que decirles que traigan zapatos viejos en otra visita). Los zapatos influyen mucho en el paciente y las prescripciones que realizamos. Un pronador descalzo puede verse mejor o peor cuando se coloca un zapato sobre sus pies. Un supinador también puede mejorar o disminuir su función. Los movimientos sutiles descalzos pueden ser menos sutiles con los zapatos puestos. Los pies cavos son algunos de los más interesantes con respecto a la pronación en un tipo de zapato y sobre supinación en otro tipo de zapato (llamada inestabilidad medial y lateral que requiere técnica de equilibrio de Root). Pero, en general, los hallazgos descalzos se destacan con zapatos. La pronación se ve más fácilmente o la supinación se ve más fácilmente. Y nuevamente, haga la observación de qué pie se ve más pronado o más supinado, ya que debería reflejarse en su prescripción de alguna manera. Las observaciones comúnmente hechas con zapatos incluyen:

- Eversión de contacto con el talón (mayor en uno)
- Inversión de contacto del talón (mayor en uno)
- El talón permanece invertido
- El talón permanece vertical
- El talón permanece evertido

#9 La asimetría es un gran problema en la biomecánica y en su tratamiento. Excepto uno, ¿cuáles son algunos de los escenarios posibles si prestas atención a la asimetría?

1. Se necesita más control de la pronación en una ortesis
2. Se necesita más control de supinación en una ortesis
3. Control de pronación necesario en un pie, control de supinación necesario en el otro pie
4. Alza para un lado corto

5. Zapato neutral para un pie y zapato de control de movimiento para el otro pie (ver apéndice 12)

El Apéndice 4: Evaluación de la marcha y síntomas realmente explora el área de la evaluación de la marcha y cómo ayuda a comprender el papel de la técnica de la ortesis invertida.

La bisección del talón es vital para la técnica de ortesis invertida

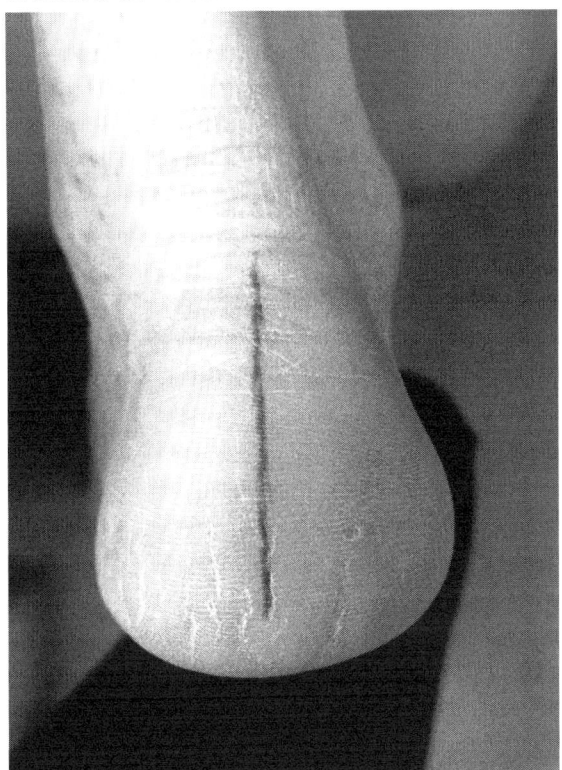

La bisección del talón es crucial para la técnica invertida

Luego, acuesta al paciente y haz la bisección de la parte posterior del talón. Esto se discute en el Apéndice 5, pero se está tratando de obtener la mejor representación del talón que se pueda. Luego, pare al paciente y mire la parte posterior de los talones. Esto debería facilitar su observación inicial sin cambios. El talón invertido aún debe verse invertido, el talón vertical tendría que ir recto de arriba hacia abajo, y el talón evertido debe verse evertido. Cuando esté aprendiendo las bisecciones del talón, esta observación ayuda ya que un talón evertido no debe ser repentinamente un talón invertido debido a la línea que dibujó. Se paciente contigo mismo. Confíe en la observación inicial de la posición del talón más que en su línea. Asegúrese de centrar los ojos en la parte posterior del talón. Hazlo con un pie cada vez, nunca ambos a la vez. Cuando se utiliza la técnica de ortesis invertida, la comprensión de la cantidad de pronación observada y los datos de bisección del talón le brindan una amplia información para su prescripción.

Disminución de la corrección en la técnica ortesis invertida

Es la norma en el mundo de la ortesis del pie que veo comenzar de forma conservadora en casos de pronación moderada a severa o condiciones de supinación. Debido a que tomo el enfoque opuesto al tratar de obtener el apoyo máximo más temprano que tarde (aunque en casos severos puede llevarme hasta 3 correcciones ortésicas progresivas para llegar allí), tengo muchos ajustes que hago principalmente en la clínica. Por lo tanto, necesito materiales para hacer estos ajustes y una pulidora para lograr algunos de ellos. Por lo tanto, necesita espacio en la clínica, o en el hogar, para lograr los ajustes necesarios. Entrené a mi hermano Robert

para hacer estas habilidades, y también puede ayudarme en algunas de ellas.

#10 La técnica invertida es el enfoque más científico para cambiar la posición del talón, pero sigue siendo solo una estimación debido a muchos factores. Por lo tanto, es importante poder bajar o aumentar la corrección varios grados en cada sentido después de que se hace la ortesis. ¿Esto se puede lograr por cuál de las siguientes medidas?

1. Bajar el arco interno (adelgazar el arco, estrechar los dispositivos, bajar la cazoleta del talón medial, rebajar el posteo del talón medial o permitir movimiento en el posteo)
2. Levantando el arco medial (reforzando el arco debajo del plástico o encima del plástico, agregando provisionalmente al área del talón medial Kirby entre el plástico y la cubierta superior una cuña en varo de 3mm, agregando la extensión de Morton)
3. Elevación del apoyo lateral (modificación de Denton, cuña de valgo de 3 mm, Kirby lateral provisionalmente, almohadillas de antepié, apoyo en el cuboides de Feehery temporalmente, extensión del antepié debajo de las cabezas del 4° y 5° metatarsiano)
4. Bajar el apoyo lateral (bajar la cazoleta del talón lateral, bajar la aleta lateral)
5. Todo lo anterior
6. Solo 1 y 4 para reducir la cantidad de soporte en varo

7. Solo 2 y 3 para aumentar la cantidad de soporte en varo

(ver apéndice 12)

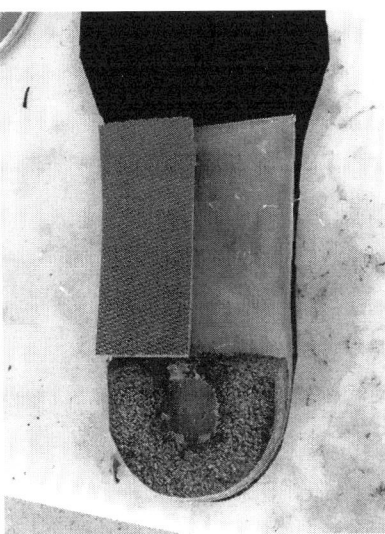

La modificación de Denton en el arco lateral del pie derecho donde todavía necesita pulirse (plano a la superficie de apoyo)

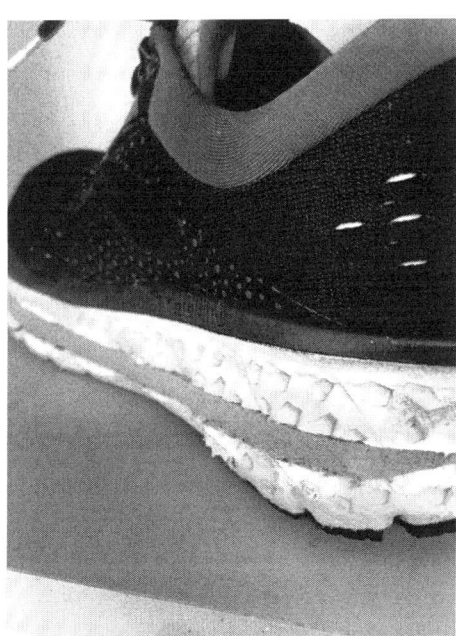

Cuña vara de mediasuela de 6 mm para un mayor control de la pronación

Uso en corredores de la técnica de ortesis invertida

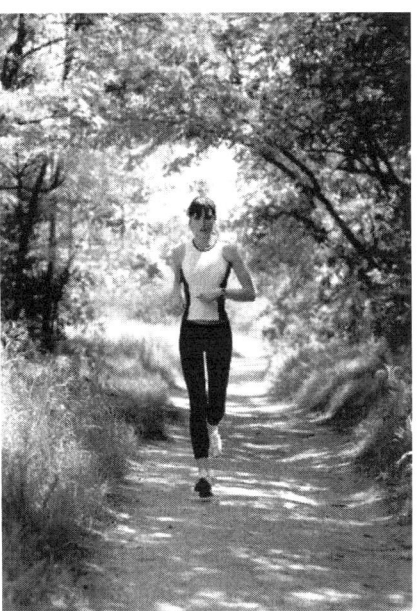

La marcha corriendo puede ser totalmente diferente a la marcha caminando

Hablemos de algunas de las peculiaridades del diseño de ortesis en ejecución. Con los corredores, tienes que verlos correr. Las mismas observaciones que con los caminantes se deben hacer en general, pero el ciclo de marcha corriendo es 95% pronando con mucha más fuerza que el ciclo de marcha caminando, y un poco menos complejo. Controlar el ciclo de la marcha pronadora en los corredores es ideal para la técnica invertida (usando las cuñas de varo del corredor que utilicé en la escuela de podiatría). El primer choque del pie es donde tienes que controlar el movimiento, ya sea en el talón, en el mediopié o en el antepié. Una ortesis invertida tendrá el mayor efecto en los corredores con contacto de talón y, en segundo lugar, en los corredores de contacto del mediopié, aunque la estabilidad se puede lograr en mayor grado en los que realizan contacto del mediopié. Si el paciente realiza un contacto de antepié, es vital que se realicen correcciones en las extensiones del antepié, y trata de que estén más en la zona del mediopié si su movimiento es difícil de controlar. Es fácil ver cómo la ortesis para correr puede ser totalmente diferente del dispositivo para caminar a veces. Un pronador al caminar puede ser un supinador al correr, por ejemplo, o un supinador al caminar puede ser un pronador severo al correr. La base de una ortesis para correr estándar puede invertirse 25 grados en el 95% de todos los corredores para comenzar y se puede agregar más control en el antepié a los delanteros. Las observaciones que se hacen en los corredores son:

- Choque de qué parte del pie (talón, mediopié, antepié)
- Posición del talón en el choque del pie (invertido, vertical, evertido)
- Movimiento observado después del golpe del pie (pronación leve, pronación moderada, pronación severa o supinación)

#11 La ortesis estándar para corredores está invertida a 25 grados (una cuña vara de 8 mm personalizada). ¿Cuál de estas reglas generales no es verdadera?

1. La técnica de ortesis invertida es ideal para corredores con patrones de golpeo de antepié.
2. La técnica de ortesis invertida es ideal para los patrones de golpeo del mediopié.
3. La técnica de ortesis invertida es ideal para un patrón de supinación con cuña lateral prolongada.

4. Todos los anteriores
5. 1 y 3

(ver apéndice 12)

Al caminar, pero especialmente al correr, los zapatos pueden marcar una gran diferencia en las ortesis que prescribo. Puede ser una discusión compleja, pero para resumir la cantidad de apoyo necesario para permitir que un paciente funcione en un ambiente relativamente sin dolor, nos basamos en factores como el tipo de calzado, la prescripción de la ortesis, el estrés del entrenamiento, los estilos de carrera, etc. Por lo tanto, para un pronador severo, use una ortesis estándar, agregue un zapato de control de movimiento, fortalezca sus músculos supinadores, haga que entrenen de manera más inteligente y con mejores sesiones de recuperación, y disminuya el golpeo de su antepié a mediopié y le habrás ayudado a correr mejor durante años. Cuando ese mismo paciente no está motivado para fortalecerse o hacer cambios en el entrenamiento o los zapatos, necesitan más estabilidad generada por la ortesis. He tenido muchos pacientes, por ejemplo, en ortesis invertidas ocultas dentro de los zapatos minimalistas que brindan poco apoyo (siempre y cuando nadie en la comunidad de corredores sepa de este compromiso). También es muy importante cuando usa ortesis potentes o zapatos de control de movimiento potentes que los pronadores no se conviertan en supinadores. En pronadores, he tenido que tomar muchos zapatos de estabilidad o de control de movimiento y colocarles zapatos neutros para ese propósito. A veces también se hace evidente que los zapatos son casi más importantes que el dispositivo ortopédico, y he tenido que bajar un poco el control de la ortesis.

#12 En general, ¿qué tipo de calzado para correr es ideal para la técnica invertida, especialmente cuando la cantidad de inversión corrige completamente la pronación?

      1. Zapatos de control de movimiento
      2. Zapatos de estabilidad
      3. Zapatos neutros
      4. Zapatos minimalistas
      5. Zapatos maximalistas
        (ver apéndice 12)

La técnica de ortesis invertida y el movimiento en la parte inferior de nuestros pies

Es hora de que en nuestra discusión imaginemos la planta del pie cuando alguien está caminando. El paciente aterriza en algún lugar del talón influenciado por todas las fuerzas de la fase de oscilación, pero normalmente en la zona lateral del talón, seguido de pronación en la fase de contacto. La pronación en la fase de contacto con la flexión de la rodilla es crucial para la absorción de impactos y termina con la rotación interna de toda la extremidad. Las dos fuerzas donde la Técnica invertida intenta influir es cuando el paciente aterriza en una máxima pronación (que puede ser evertida, vertical o invertida) y permanece (funciona muy lejos de una alineación ideal o una posición neutra), o cuando la pronación en la fase de contacto con choque central o lateral del talón es demasiada prolongada en las fases media o de propulsión, o demasiado rápida. La fuerza que está creando con la técnica invertida invierte el talón y el retropié hasta la primera articulación escafocuenana (levantando esta área) y ralentiza el movimiento en pronación. Es fácil imaginar que se trata de una fuerza supinadora sobre la articulación subastragalina. Si supinamos la articulación subastragalina en una cadena cinética abierta, ajustamos drásticamente el rango de movimiento del eje oblicuo de la articulación mediotarsiana (agarre el talón, inviértalo y luego eviértalo, y desde cada posición mueva el eje oblicuo de la articulación mediotarsiana hasta ver cómo un talón invertido tiene un movimiento más escaso). La inversión del talón ejerce más presión al instante sobre la columna lateral, lo que hace que el cuboides sea muy estable (otros aspectos de la estabilidad de la columna lateral se analizaran a continuación). Esta inversión del retropié, permite en el escafoides y primera cuña una gran fuerza del peroneo lateral largo y tibial posterior para estabilizar el mediopié. A medida que se carga el antepié, las fuerzas de reacción del suelo provocan que el eje oblicuo de la articulación mediotarsiana actúe bloqueando el pie con suerte en una posición estable. Aquí necesitamos el peso en el centro del pie (segunda y tercera cuñas y metatarsianos) a medida que la posición media se mueve hacia la propulsión. ¿Por qué? Si el peso está solo en el primer metatarsiano, no se necesitará la flexión plantar del primer radio para la propulsión, y el eje largo de la articulación mediotarsiana quedará supinada e inestable. Esta es la razón por la cual el Dr. Root solía tener sus ortesis muy estrechas a veces (solo para soportar completamente los metatarsianos de segundo a quinto) para no bloquear la flexión plantar del primer radio o fomentar la supinación del eje largo. Esta es también una de las razones por las que el Dr. Dannenberg inventó la cuña cinética y Langer Labs tuvo sus primeros cut out de radios. https://www.langerbiomechanics.com/ El concepto de Blockaid del plano sagital deriva de un bloqueo de la flexión plantar del primer radio para una propulsión normal. Usted no quiere que su ortesis haga que el pie funcione mal o que fomente el bloqueo de la 1ª articulación metatarsofalángica. Además, si el peso es demasiado en el lateral, problemas de cuarto o quinto radios, de juanetes de sastre, problemas de inestabilidad lateral desde los pies hasta la parte baja de la espalda y problemas pronadores de fase potencialmente propulsora, ya que el peso debe moverse de lateral a medial y luego al otro pie. Por lo tanto, cuando el talón se levanta del suelo, el peso debe estar en un segundo metatarsiano muy estable, y el peso debe transferirse instantáneamente al hallux para el despegue del suelo.

#13 Idealmente, el peso se mueve a través del pie desde el contacto del talón hasta el despegue del talón lateral, el centro del mediopié, la segunda cabeza metatarsiana y luego a través del hallux. En un patrón de pronación, el peso irá desde el talón lateral hasta la parte interna del mediopié o hasta el primer metatarsiano, bloqueando la plantarflexión metatarsiana. Si el retropié no ayuda adecuadamente a centralizar el peso, esa centralización puede ser ayudada por:

1. Barra metatarsal elevada debajo de del segundo y tercer metatarsianos en la zona distal de la ortesis
2. Cut out del primer radio de plástico.
3. Ortesis estrechas (cabezas metatarsianas 2da a 5ta)
4. Ortesis pronadas que acentúan los arcos laterales y metatarsales.
5. Todo lo anterior
    (ver apéndice 12)

Varo del retropié y la técnica de ortesis invertida

Por lo general, se utiliza la técnica invertida para disminuir la eversión de un paciente. Dicho esto, hay muchos casos de varo en el retropié que necesitan inversión en la prescripción para invertir el pie. Si tratas afecciones de tobillo, espinilla, rodilla y cadera, encontrarás muchas veces que una mayor fuerza de inversión en la ortesis es útil, como problemas meniscales laterales, síndromes patelofemorales, periostitis tibial, síndrome del piriforme, etc. en el Apéndice 1. Por supuesto, los corredores tienen mucha más fuerza para mitigar, que casi con todos los corredores se podría usar la Técnica Invertida. Le doy crédito al Dr. Harry Hlavac, al Dr. Steven Subotnick y al Dr. Richard Bogdan por enseñarme sobre las cuñas de corredor en ángulo en varo de 6 mm a 1 cm. Cuando estudié ortesis en el Laboratorio de podología de Burns en Nebraska, me enseñaron un cambio de 2mm por cada grado en un paciente de tamaño medio.

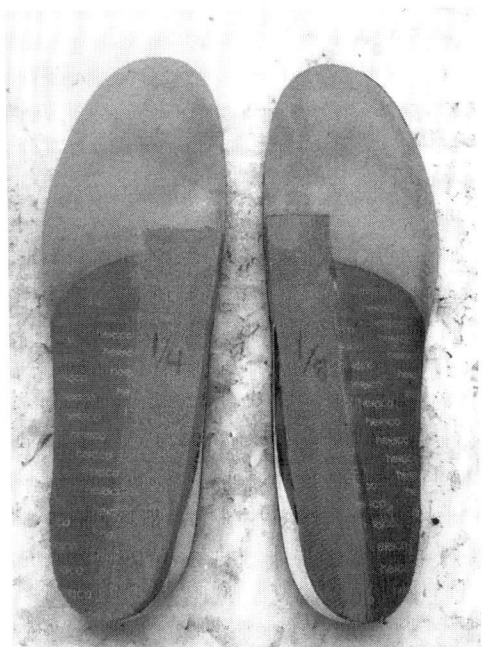

Aquí, 3 mm (2 grados) de cuña en varo para pie izquierdo y 6 mm (4 grados) de cuña en varo para pie derecho

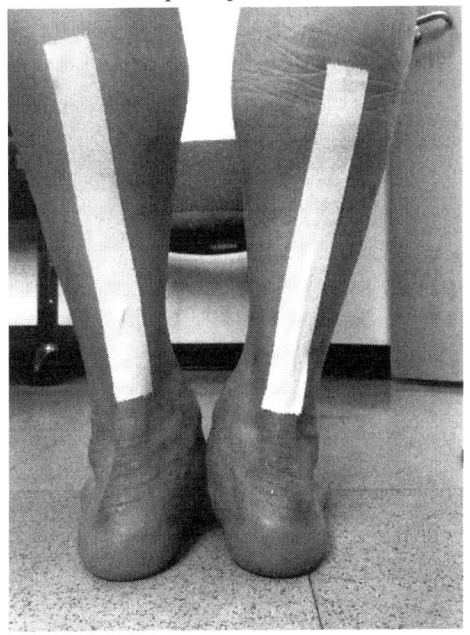

Aquí, el pie está situado en máxima pronación debido a la severidad del varo tibial. Esta situación puede desarrollar síntomas relacionados con la pronación, a pesar de que los talones estén de verticales a invertidos.

Contención de la columna externa para técnica de ortesis invertida

Los estándares de la altura del arco interno para esta técnica fueron establecidos en 1984, dictados por los grados de corrección, quería y deseaba no bloquear la flexión plantar del primer radio. Por eso la máxima altura del arco interno debe detenerse en la primera articulación escafocuneana y luego bajar gradualmente sin sobrepasar anteriormente la superficie de carga de la primera cabeza metatarsiana.

Agradezco al Laboratorio de Ortesis Funcional Root y especialmente al Dr. Merton Root y su viuda Elaine Root, y Jeff y Kathy Root, http://www.root-lab.com/, el trabajo conjunto y constante en la perfección de la altura del arco.

La mayoría de las modificaciones realizadas a la técnica hasta entonces, desarrolladas a lo largo de los años, han sido principalmente proteger la columna externa y evitar que el paciente tenga inestabilidad lateral.

Éstas incluyen:

1. Toma de moldes en máxima pronación de la articulación mediotarsiana, asegurándonos en el molde una columna externa sólida y un estiramiento completo del ligamento plantar largo. Es importante que la columna externa se ajuste de manera exacta debajo del cuboides y en toda la columna lateral.

2. La mayoría de los laboratorios necesitan instrucciones y comentarios para obtener la altura correcta del arco interno.

La tendencia general de los laboratorios cuando escuchan sobre esta técnica es hacer un arco interno demasiado alto. Esto aumenta las posibilidades de inestabilidad lateral y bloqueo de la flexión plantar del primer radio. Debe enfatizarse que esto no es una plantilla de soporte de arco, sino una ortesis funcional cuidadosamente diseñada.

3. Si hay una deformidad de antepié en eversión, como el valgo de antepié o un primer radio en flexión plantar, puedes usar la modificación de Fettig. Esta modificación del Dr. Mathias Fettig podólogo de Montana, consiste en equilibrar tanto la deformidad del antepié lateralmente como la cantidad de inversión requerida por la pronación. Esto representa aproximadamente el 25% de mis ortesis invertidas.

4. La corrección de la columna externa se usa siempre antes de tallar un yeso positivo en el cual queremos obtener más corrección en supinación. Estos son pacientes que en mi prescripción corregí en exceso el problema de pronación y quiero lograr un mejor control de la columna externa. Elimino cualquier expansión de yeso debajo de la columna externa hasta la base del quinto metatarsiano y dejo el añadido distal. Es aproximadamente un milímetro como máximo.

5. La modificación de Feehery, del Dr. Raymond Feehery, consiste en realizar un raspado en la columna lateral a nivel del cuboides en el molde positivo. Esto permite añadir más material y apoyo debajo del cuboides. Particularmente uso esta modificación en pacientes con colapso de la articulación mediotarsiana, especialmente con laxitud ligamentosa. La modificación de Feehery se ha usado siempre de manera conjunta con la modificación de Denton.

6. El Lateral Kirby, del Dr. Kevin Kirby de California, aplica fuerza lateral en la zona de contacto del talón, proporcionado fuerza en la cazoleta externa. Uso esta técnica en pacientes supinadores, o en pacientes con inestabilidad medial-lateral, especialmente cuando la cazoleta externa está plana al suelo. Normalmente elimino la expansión lateral, añado el Lateral Kirby, y luego vuelvo a añadir la expansión lateral.

7. Cazoletas externas altas, normalmente uso cazoletas con la misma altura que la zona medial, unos 23mm, pero aumento su altura a 28 mm cuando está presente la inestabilidad externa de tobillo. Por supuesto, el ajuste del calzado puede ser un problema.

8. Las aletas laterales en la ortesis de plástico se extienden desde la cazoleta del talón hacia el borde distal. Esto puede ser difícil de mantener cómodo si el paciente tiene una abducción del antepié respecto al retropié, o cuando el pie se mantiene invertido. Se necesita que la ortesis sea tan ancha como el zapato para que no haya movimiento de la ortesis en el zapato.

9. Estas aletas laterales pueden ser simplemente el material de la cubierta superior con corcho suave o refuerzo de EVA que se extiende 1,2 cm por encima de la ortesis.
El zapato agarrará este material para hacerlo efectivo, aunque no tenerlo doblado mientras te pones los zapatos puede ser difícil para algunos.
Todas las aletas laterales se colocan desde la base del quinto metatarsiano hasta el borde distal de la ortesis, donde se reducen a cero.

10. La modificación de Denton, del Dr. Jane Denton de California, es un relleno simple

del arco lateral, pero potente. Con un ancho de 2,5cm, se sitúa desde la zona anterior del posteo de retropié hasta el borde distal de la ortesis. No es una cuña en valgo, por lo que debe pulirse con la superficie de apoyo.

11.Se utilizan cuñas laterales o valgo de 3 mm para aplicar una ligera fuerza en valgo en el dispositivo ortopédico junto con la modificación de Denton. Esto se hace en la oficina como una solución temporal hasta que se pueda hacer un nuevo dispositivo ortopédico con menos inversión.

12. Las extensiones de valgo del antepié se extienden debajo de las cabezas de los 4 y 5 metatarsianos (generalmente de 3 mm) o de 1 a 5 (estas son de 3mm a 6mm) y se biselan.

13.La cuña en valgo de la mediasuela suele ser de 6mm de y la cuña en valgo de la suela de 3mm basado en el tipo de zapato o la fuerza necesaria para mantener la posición invertida y no hacer que el paciente invierta en el contacto de talón.

Algunas de estas modificaciones se demuestran en este video sobre modificaciones anti-supinación en un dispositivo de Root:

https://youtu.be/hMhrTmWXfDA

#14 Los pacientes pueden estar extremadamente pronados y, sin embargo, la posición del talón puede estar cerca de la vertical.

Se trata de pacientes con un alto grado de varo en el retropié (generalmente por "piernas arqueadas" genu varo o tibias varas). Intentar invertir a estos pacientes a 5-7 grados de la vertical con un dispositivo invertido de 25 a 35 grados puede ayudar a

sus síntomas de pronación, pero puede necesitar los siguientes accesorios de columna lateral:

1. Modificación de Denton
2. Cazoleta externa alta
3. Aletas laterales
4. Modificación de Fettig
5. Modificación de Feehery
6. Todas juntas
7. Sólo la 1, 2, 3

(ver apéndice 12)

Mejoras en la contención de la columna interna para la técnica de ortesis invertida

Las otras modificaciones utilizadas normalmente para la contención medial y metatarsal son:

1. Medial Kirby Skives en el molde positivo o temporalmente añadido una ortesis ya existente.

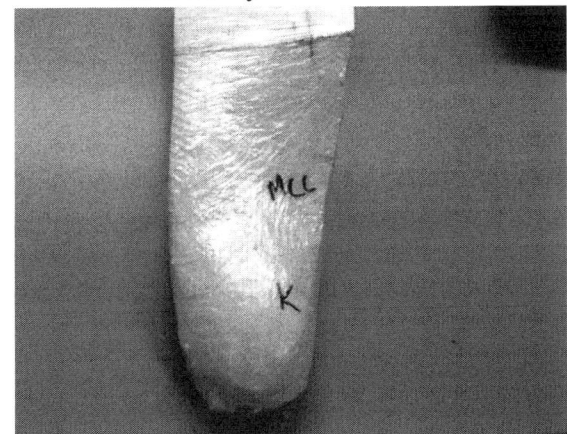

Localización de Kirby Skive (K).
Corrección en Columna Medial (MCC).

2. Incrementar las correcciones en la Columna Medial (debajo de astrágalo/escafoides/primera cuña) en el molde positivo, el cual se usa

normalmente de manera conjunta con el Kirby Skive.

3. Máximo apoyo metatarsal debajo de las 2ª, 3ª y 4ª cabeza metatarsal en la ortesis.

4. Refuerzo del arco medial (normalmente, de 6 mm a 1 cm) para eliminar la flexibilidad del arco y mejorar el apoyo del dispositivo en el zapato.

5. Usar un mayor grosor en el esqueleto (del anteriormente usado).

6. Cuña en varo de 3 mm desde el talón hasta la cabeza del primer metatarsiano. (si fuera necesario después de haber realizado refuerzo del arco medial).

7. Mediasuela en varo de 6 mm o suela externa en varo de 3 mm.

8. Barra metatarsal entre el plástico y la cubierta superior.

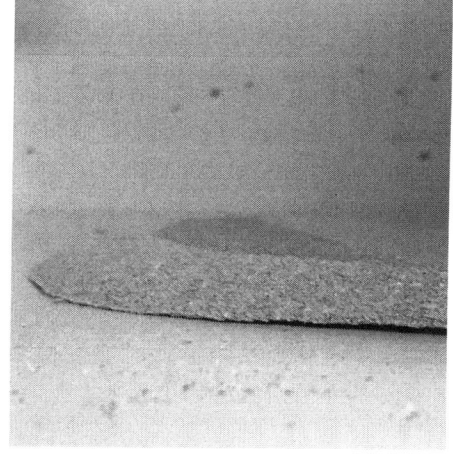

Kirby skive temporal de 6 mm.

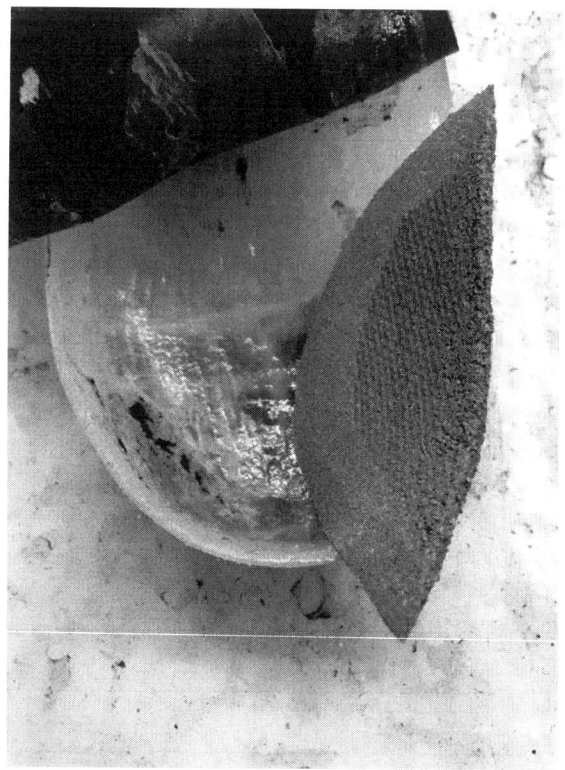

Colocación temporal de Kirby skive.

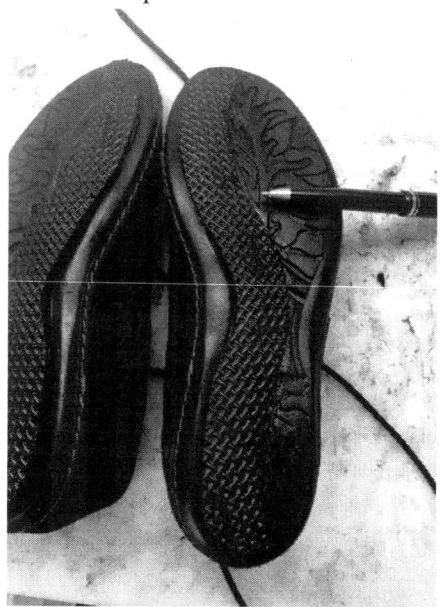

Suela externa en varo de 3mm.

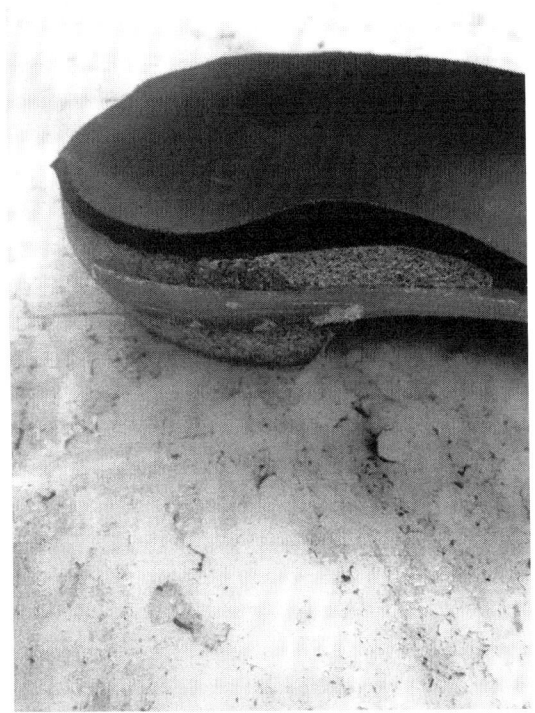

Kirby skive temporal confeccionado y colocado debajo de la cubierta superior.

Indicaciones para el uso de la técnica de ortesis invertida

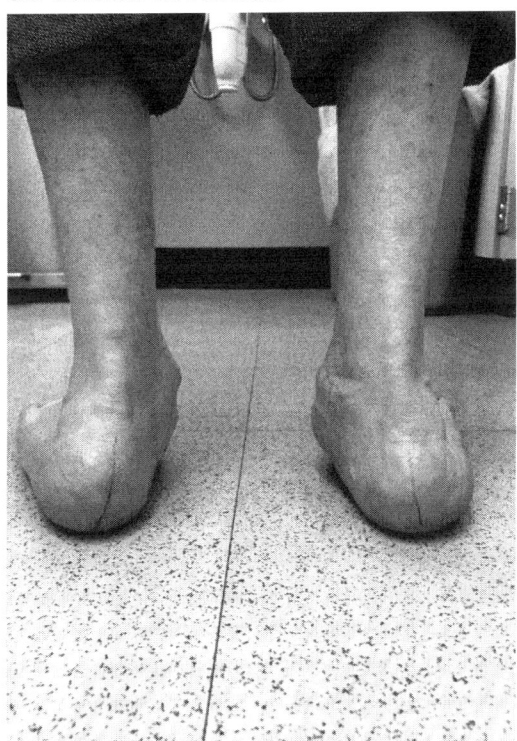

Valgo de talón marcado.

¿Cuáles son sus indicaciones de usos actualmente?

1. Cualquier problema relacionado con la pronación (parte de esto es conseguir que el iniciado y el laboratorio se acostumbren a esta nueva técnica, y luego ir progresando hasta hacer por primera vez una ortesis a 35 grados).
2. Casi todas las ortesis prescritas para correr se benefician de la inversión. (excepto el 5% de los corredores, que son supinadores).
3. Pronación Moderada o Severa (la más usada).
4. Deformidades en pronación por compensaciones en el plano sagital (Es apropiado junto con el estiramiento en casos de equino).
5. Deformidades en pronación por compensaciones en el plano transverso (Es apropiado junto con el fortalecimiento de los rotadores externo).
6. Disfunción del Tibial Posterior.
7. Síndrome del túnel del tarso.
8. Síndrome de menísco externo.
9. Incremento del Genu Valgo y querer evitar el uso de prótesis de rodilla.
10. Periostitis tibial medial (provocadas en atletismo)
11. Síndrome Patelofemoral (provocadas en atletismo)
12. Pie plano adquirido infantil o adulto.
13. Juanetes en edad juvenil.

Veamos de forma breve esta lista anterior, para tener una idea de su repercusión en el mundo de la biomecánica. La premisa básica de la técnica de ortesis invertida es, que funciona para controlar la pronación del retropié en la fase de contacto inicial y fase de apoyo medio. El clínico ha tomado un molde que relaciona el retropié con el antepié. Sí esta relación establece que existe un síndrome de pronación (como el antepié en varo o metatarsus primus elevatus), puede usar la ortesis de Root o de Root modificada para corregir esta deformidad, esto es común verlos cuando existen 5 grados de antepié varo que causan 5 grados de eversión en la posición relajada de calcáneo en apoyo. Pero, si la pronación proviene de otras causas, que generan este movimiento en la fase de contacto inicial y fase de apoyo medio, la elección de la técnica de ortesis invertida es la idónea. He usado esta técnica en antepiés con altos grados de varo o supinación, dado que usar el dispositivo de Root en estas deformidades puede bloquear la flexión plantar del primer radio. Prueba acomodar 12 grados de antepié varo y no bloquear la flexión plantar del primer radio.

#1   Realmente cualquier problema de pronación: esto siendo caballeroso, pero incluso los casos pronación leve se pueden ayudar con 2-3 grados de fuerza de inversión. Esto se conseguiría prescribiendo ortesis invertidas de 10-15 grados. También puedes lograr resultados similares, usando una ortesis de Root invertida 2-3 grados acompañada de un Kirby Skive, pero si eres nuevo en la técnica, es mejor aprender usando correcciones de inversión leve.

#2   La mayoría de las ortesis para—95% de los corredores aterrizan invertidas y pronan de 8-10 grados antes de la resupinación. Generando una fuerza de inversión de 5 grados con una ortesis invertida a 25 grados es mi diseño estándar para correr.
Es bueno saber si esta corrección de 25 grados ayuda a los síntomas del paciente y si es tolerado.
La ortesis funciona de manera diferente en un zapato neutro, un zapato de estabilidad y un zapato de control de movimiento. Incluso el cordonaje de la zapatilla deportiva puede marcar una gran diferencia en la estabilidad.

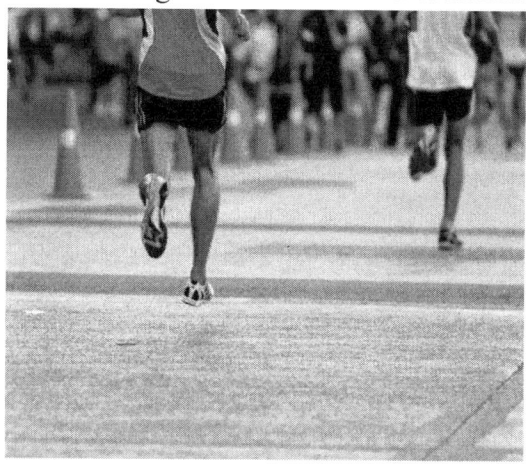

Aterrizaje en inversión común.

#3   Pronación Moderada o Severa, típicamente cualquier clínico debería poder dividir a sus pacientes en leves, moderados y graves.
La categoría de moderado y grave son el tipo de pacientes para los cuales se diseñó esta técnica. Si eres experto en la Biomecánica de Root, sabrás que los pacientes con pronación severa están más lejos de la posición neutra de la articulación subastragalina que los pacientes con pronación moderada. En nuestra discusión, diremos que los pacientes con una pronación severa necesitan más corrección en

inversión que los pacientes con pronación moderada. Considero el uso de la ortesis como un proceso evolutivo. Una parte de esto ha sido influenciada por los podólogos o fisioterapeutas con los que he trabajado. Está totalmente indicado empezar con 25 grados de inversión en pronadores moderados y con 35 grados de inversión en pronadores severos, y ver si este tratamiento ayuda al progreso mensual del paciente.

#4   Deformidades en pronación por compensaciones en el plano sagital — Una fuerte enseñanza del Dr. Merton Root fue que las ortesis funcionales del pie funcionaban mejor con las deformidades del plano frontal, menos con las deformidades del plano sagital y peor con las deformidades del plano transversal.

En una articulación triplanar como la articulación subastragalina, cuando se afecta a un plano, también afectamos a los otros dos planos. Sin embargo, cuando la fuerza pronadora está en un plano sagital o plano transversal, las ortesis personalizadas tienen un menor efecto.

¿Qué deformidades del plano sagital causan pronación?

Principalmente acortamiento del tendón de Aquiles, acortamiento de isquiotibiales, metatarsus primus elevatus, y disimetría en miembros inferiores.

#5 Deformidades en pronación por compensaciones en el plano transverso — Recibí un enorme agradecimiento del Dr. Root, cuando dijo que la técnica de ortesis invertida era la mejor para corregir la pronación de las deformidades del plano transverso

¿Qué deformidades del plano transverso causan pronación?

Principalmente Hallux adductus valgus, eje muy verticalizado de la articulación subastragalina, torsión/posición tibial interna o externa tibial, y torsión/posición femoral interna o externa.

#6   Disfunción del Tibial Posterior — Aquí no es el lugar para discutir las cuatro etapas, pero la etapa 4 debería evitarse porque normalmente requiere cirugía. Por lo tanto, cuando los pacientes presentan estadios 2 y 3, me siento muy orgulloso y motivado de tenerlos con el tratamiento ortésico adecuado.

#7 Síndrome del túnel del tarso — Esto puede estar relacionado con la pronación excesiva y eversión del talón, generando una compresión del nervio tibial posterior justo debajo del retináculo de los flexores en el tobillo.

El nervio también se puede comprimir por inflamación en los tendones antipronadores (Tibial posterior, flexor largo del 1º dedo, y flexor largo de los dedos) que discurren por debajo del retináculo.

Puede ser parcialmente un problema de doble atrapamiento, donde la pronación irrita ligeramente el nervio del pie y del tobillo, pero el problema principal es la compresión del nervio ciático por encima del pie (detrás de la rodilla, dentro de los isquiotibiales, piramidal o espalda baja).

#8   Síndrome de menisco externo. Por lo general, la corrección en varo del talón, abre la línea de la articulación lateral y descomprime el estrés en el compartimento lateral de la rodilla o el menisco lateral. A veces puede ser complicado, ya que tienes que corregir demasiado el pie para ayudar a la rodilla, así que observa si hay signos o síntomas de supinación excesiva.

#9 Incremento del Genu Valgo — Así comenzó el desarrollo de la técnica de ortesis invertida, para problemas de compresión del compartimento lateral y del colapso medial de la rodilla. Puede ser una ortesis temporal, mientras el paciente espera un reemplazo de rodilla, o usarse de manera indefinida.

#10 Periostitis tibial medial — En 1984 presenté por primera vez la técnica de ortesis invertida en el seminario del Laboratorio Root. En 1985, en el siguiente curso, el Dr. Ross Leonard de Oregón presentó al mismo grupo la realización de 19 ortesis en pacientes, en los cuales las ortesis originales no habían ayudado en la periostitis tibial medial. Informó del éxito en la resolución de la periostitis tibial medial en 18 de estos 19 pacientes.

#11 Síndrome Patelofemoral— Cuando comencé en el Hospital Saint Francis Memorial en San Francisco, era el único podólogo en la clínica. La mayoría de mis pacientes tenían problemas de rodilla, como el síndrome patelofemoral. El problema principal estaba relacionado con el plano transverso dónde el fémur se desplazaba medialmente, y la tensión del vasto lateral subluxaba la rótula lateralmente. El poder de la ortesis invertida se basaba en detener el movimiento medial del fémur al colocar una fuerza de empuje lateral en el lado interno del talón. Realicé la técnica de ortesis invertida con una corrección más agresiva sin llegar a causar inestabilidad lateral. Este fue mi primer grupo de pacientes donde aprendí a proteger la columna lateral.

#12 Pie plano adquirido infantil o adulto. A la edad de 8-9 años, el Dr. Ronald Valmassy, de la Escuela de Medicina Podiátrica de California, dijo que los niños deberían haber corregido cualquier valgo de talón que tuvieran previamente.

Por lo tanto, 8-9 años se ha convertido en la edad ideal a la hora de decidir entre ortesis o tratamiento quirúrgico. Los padres de estos niños que han sido tratados con ortesis de venta libre se sorprenden al saber que su hijo a los 9 años ahora necesita cirugía para pies planos. Las ortesis se quedan pequeñas debido al rápido crecimiento en niños (aproximadamente cada 2 tallas de zapatos) y necesitan ser reemplazadas con frecuencias. El crecimiento del pie de un niño es precioso, y no dejaría en una ortesis prefabricada su desarrollo. El objetivo debe ser un talón vertical a menos que una posición de retropié varo, dicte que el talón esté en 2-3 grados de posicionamiento en varo. Midiendo la posición del talón con y sin ortesis, durante todo el crecimiento del niño, te permitirá mostrar a los padres el progreso y estarán agradecidos para siempre. Realizo ortesis invertidas personalizadas en pacientes de hasta 2 años. (actualmente mi hijo Christopher empezó a la edad de 18 meses, cuando mi esposa se quejó de que para ser un niño sano tenía que cogerlo a menudo).

El pie plano adquirido en el adulto por disfunción del tibial posterior, un colapso de arco interno por un equino de talón, un colapso progresivo por lesión o laxitud ligamentosa, etc, son lesiones cuyos pacientes pueden tolerar correcciones altas, incluso hasta los 75 años o más. Algunos de mis pacientes mayores por alguna razón u otra no son candidatos quirúrgicos, al menos en su pensamiento.

Mi trabajo es literalmente mantenerlos en movimiento y están totalmente encantados de lo bien que evolucionan. Uno de mis mejores ejemplos recientemente es Steven. Steven presentaba 14 grados de eversión en pie derecho y 18 grados de eversión en pie izquierdo, acompañado de un colapso de la mediotarsiana y 25-30 grados de ángulo de marcha. Sus zapatos estaban vencidos y desgastados en eversión, lo que agravó el problema. En la actualidad, sus posiciones de talón con las ortesis son: vertical para pie derecho y 5 grados en eversión para pie izquierdo.

¿Quién no diría que está genial?

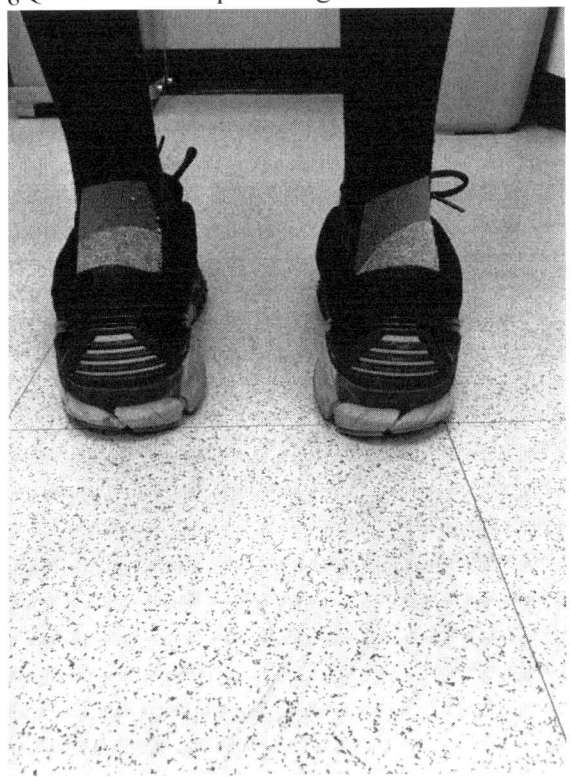

Dentro de estas zapatillas para correr (Motion Control Brooks Beast) hay ortesis con 45 grados de inversión, además de correcciones en columna medial y Kirby skive (el paciente funciona bastante bien).

#13 Juanetes en edad juvenil— Cuando los niños presentan juanetes quirúrgicos a la edad de 10-20 años, y conozco la evolución de la cirugía de juanete sin fusiones (primera AMTF o Lapidus), abordo el tratamiento de dos maneras: cirugía seguida de tratamiento conservador para mejorar la función articular, o simplemente tratamiento conservador para mejorar la función articular. Normalmente diseño una ortesis para evitar la aparición del hallux limitus funcional, para ello usamos una pieza de apoyo de segundo a quinto metatarsiano, dejando libre la cabeza del primer metatarsiano. Puede usarse en cualquier ortesis, centrada en eliminar el hallux limitus funcional, si la biomecánica del individuo lo requiere.

Separadores interdigitales y férulas de primer dedo también son parte de sus programas. La fisioterapia se usa para aprender a fortalecer del abductor hallux y la movilización de los tejidos blandos, esto ayuda a liberar la cápsula lateral de la articulación del primer dedo.

Una forma de asegurarse una mala evolución del juanete es, diseñar una ortesis pronada. Esta falta de corrección causa una incongruencia dorsal de la primera cabeza metatarsal. La técnica de ortesis invertida puede ser de gran ayuda.

#15 ¿Qué dos músculos desaceleradores de la pronación pueden causar periostitis tibial medial en la fase de contacto del talón?

1. Tibial Posterior
2. Gemelos
3. Sóleo
4. Semitendinoso
5. Flexor largo de los dedos.

6. 1 y 2
7. 1 y 3
8. 2 y 5

(ver apéndice 12)

¿Cuánta corrección es necesaria para ayudar a un paciente?

El concepto de, cuánta corrección es necesaria en el diseño de la ortesis es muy importante aquí. Si estamos hablando de cambiar la biomecánica para ayudar a las lesiones (la mayor parte de mi práctica), ligeros cambios en la pronación (corrección del 20%) pueden ser a veces suficiente. Pero, mis pacientes me piden diariamente que mejore su biomecánica (corrección del 85% al 100%) para permitir que sus lesiones sanen o para prevenir indefinidamente la cirugía o las recaídas. Hay veces que necesito ser perfecto en la corrección, pero otras veces con menos corrección también consigo el efecto que quiero.

Aquellos pacientes con pronación leve que llegan a la clínica con una lesión causada o agravada por la pronación, realizo una corrección con un diseño de 2-3 grados en varo.

Otros pacientes que presentan dolor de rodilla, túnel tarsal o tibial posterior relacionado con pronación severa, diseño una corrección por encima de 15 grados en varo para ayudarles. Esto me ha brindado una gran satisfacción de poder ayudar a estos pacientes a evitar una prótesis de rodilla, no permitir que el dolor nervioso crónico se convierta en síndrome de dolor regional complejo (SDRC), no permitir que su tendón tibial posterior falle y progrese hacia una cirugía de pie plano.

El Dr. Merton Root fue muy observador cuando dijo que la terapia ortésica fallará con músculos tensos o débiles. Esto es cierto en pacientes con laxitud ligamentosa. Puedes hacer la ortesis ideal para un pie pronado con tendinitis del tibial posterior, pero el tratamiento fallará si no fortalece su débil tendón. Si fuera necesario, puede ir acompañado de estiramientos (10 grados de dorsiflexión de tobillo) y bajar de peso (18-20 kg).

#16 El concepto de, "cuánta corrección es necesaria en el diseño de la ortesis" se establece a continuación:

1. Siempre es necesario 2-3 grados de control de pronación.
2. Se necesita el 100% del control de la pronación para ayudar a las lesiones causadas por la pronación.
3. Se necesitan diferentes correcciones para cada situación.
4. Las correcciones de pronación no siempre ayudan a las lesiones.
5. 2 y 3
6. 3 y 4

(ver apéndice 12)

Tres enfoques para utilizar la técnica de ortesis invertida

Hay tres motivos por los cuales los podólogos empiezan a usar la técnica de ortesis invertida: 1) para una pronación anormal, 2) por el grado de pronación observado en la evaluación de la marcha que no pueden controlar con su tratamiento estándar, 3) por el grado exacto de inversión del talón deseada a raíz de sus mediciones biomecánicas. Veamos los tres enfoques.

Puede utilizar la técnica de ortesis invertida para cualquier problema de pronación. Por lo general, 10 grados de técnica de ortesis invertida dará una fuerza de inversión de 2 grados, siendo el mínimo de prescripción. Esta cantidad de corrección se puede lograr con técnicas estándar (como equilibrado vertical de Root junto con el Medial Kirby Skive o simplemente poniendo 2 grados de inversión en la corrección inicial), algunos prefieren usar la técnica de ortesis invertida, incluso para pequeñas correcciones. Puede utilizar la técnica de ortesis invertida como plan B en su búsqueda para estabilizar a un paciente con una pronación significativa.

Se necesita un tiempo de uso con esta técnica para saber cuánta corrección es la ideal cuando no se está cuantificando todo, pero se puede llegar a lograr. Si usa su técnica estándar, pero la pronación sigue causando síntomas, puede usar una inversión de 15 grados para una corrección leve, una inversión de 25 grados para una corrección moderada y 35 grados para una corrección significativa en su próxima prescripción. Recuerda que, para cualquier paciente, encontrar la cantidad adecuada de estabilidad que le alivie los síntomas puede ser un desafío.

Parece que algunos problemas necesitan un 20-30% de control de la pronación, mientras que otros pueden necesitar un 110% (especialmente a medida que apuntamos hacia correcciones fuera del pie, como problemas de periostitis tibial, rodilla o cadera).

Prefiero usar la biomecánica que me enseñaron, medir la posición relajada de calcáneo en apoyo, recordando corregir por separado el lado derecho e izquierdo y así ordenar cuanta inversión en función de esto. Por lo tanto, si mido el talón derecho (evertido 5 grados) y el talón izquierdo (evertido 3 grados), entonces pediré una ortesis invertida de 25 grados para el pie derecho y una ortesis invertida de 15 grados para el pie izquierdo.

No prescribiré más de 35 grados al principio, ya que realiza muchos cambios y el cuerpo puede tener dificultades para acostumbrarse.

Y recuerde que cuanto mayor es la inversión, más atención debe prestar a la estabilidad de la columna lateral. La estabilización de la columna lateral generalmente implica una toma de molde en pronación máxima de la articulación mediotarsiana para obtener estabilidad en el ligamento plantar largo y el cuboides, la cazoleta externa del talón y la aleta lateral aumentan a medida que la corrección aumenta (23 mm con 25 grados y 25 mm con 35 grados),

Modificación de Fettig cuando hay una deformidad en valgo del antepié junto con pronación moderada o severa, sin movimiento en el poste del retropié (ya que el movimiento proviene de desestabilizar la columna lateral), la modificación de Feehery para una mediotarsiana inestable como en la laxitud ligamentosa, y la modificación de Denton son de uso común.

#17 Cuando se usa con frecuencia la técnica de ortesis invertida, muchos médicos prefieren usarla para todos sus problemas de pronación. ¿En qué casos no está justificado su uso?

1. Familiariza al proveedor con este tipo de técnica de forma rutinaria.

2. El médico lo utiliza para casos simples y complejos de pronación, lo que ayuda con la curva de aprendizaje.

3. Es útil para cada tipo de pie y problema de pronación.

4. Si no está familiarizado con el proceso, el médico comprenderá instantáneamente que existen otros métodos para ayudar al paciente con la pronación.

(ver apéndice 12)

Proceso de realización de la técnica de ortesis invertida

Trabajo a diario con fisioterapeutas y cirujanos ortopédicos. Realizan a diario procedimientos para mejorar el estado del paciente, cuando algo no funciona, continúan y prueban con un enfoque de tratamiento diferente. La técnica de ortesis invertida me gusta clasificarla como un proceso. Me gusta decirles a mis pacientes que necesitan tratamiento con ortesis, que son un proceso y que no hay una ortesis perfecta para ellos. Depende de los zapatos que usan, la cantidad de corrección necesaria para ayudar a su problema, cómo de fuertes están, cuánto de estable es su marcha, etc.

La razón por la que menciono esto es, porque involucra al paciente en el proceso. Entienden intuitivamente que pueden necesitar diferentes ortesis para caminar frente a correr, zapatos deportivos versus zapatos de vestir, después de un reemplazo de rodilla que cambió su mecánica, proteger un sesamoideo roto o al recuperarse de una lesión en la rodilla. Trato de explicarles que las ortesis son el camino para la recuperación, pero a veces necesitan ser retocadas para ayudarnos con más o menos éxito.

#18 La terapia ortésica es un proceso muy fluido y debe considerarse un proceso. ¿Cuál de las siguientes afirmaciones es falsa?

1. Existe una ortesis ideal para cada paciente que debemos esforzarnos en encontrar.
2. Si hago la mejor ortesis para el paciente, nunca se necesitarán ajustes.
3. Dado que todas las lesiones tienen origen mecánico, una ortesis estable debería ayudar a todas las lesiones.
4. La fabricación de ortesis blandas que no soporten la estructura intrínseca del pie nunca debe usarse.
5. Todo lo anterior
   (ver apéndice 12)

He sido extremadamente reconocido por este invento, y me he pasado toda la vida estudiando sus facetas. También me ha maldecido porque define quién soy en mi querida profesión, y creo que soy mucho más.

Es en este momento psicológico donde necesito escribir este libro. Personalmente, uso la técnica de ortesis invertida para todos los pronadores (sí, todos), El equilibrado de Root para todos los supinadores, Hannafords para todos los problemas de absorción de impacto, y tratamientos de disimetrías para pacientes con problemas de cadera, espalda y muchos atletas asimétricos.

#19 Haga coincidir el tipo de corrección ortésica con las siguientes patologías (síndrome de pierna corta, supinación, problemas de absorción de impacto y pronación).

1. Técnica de ortesis invertida.
2. Técnica de equilibrado de Root.
3. Técnica de Hannaford.
4. Taloneras o alzas completas.

(ver apéndice 12)

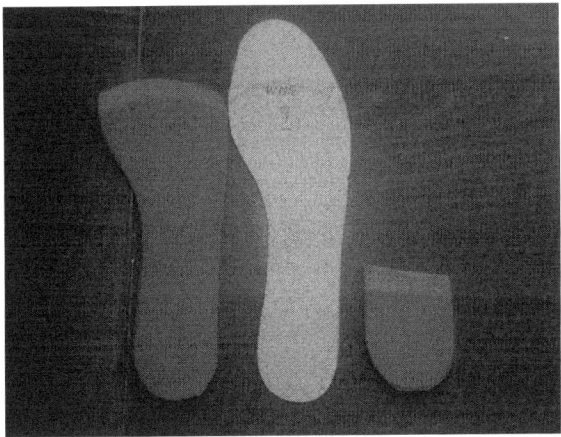

La mayoría de las alzas completas llegan hasta antecapital.

Clasificación de pacientes biomecánicos

Cuando atiendo a un paciente por un problema biomecánico, primero me gusta clasificarlos como pronadores, supinadores, pacientes con discrepancia en la longitud de las extremidades, pacientes con problemas en la absorción de impacto o amortiguación, pacientes con músculos débiles o pacientes con músculos tensos.

Busco por dónde empezar primero para obtener los mejores resultados. ¿qué significa ser un paciente con un problema biomecánico?

Son pacientes en los que mi atención se centra en la lesión aguda y en cuáles han sido las causas de la lesión.

Estos pacientes son aquellos que presentan lesiones por sobreuso o síndromes de dolor, que pueden tener alguna causa biomecánica o factor agravante. Existe la regla de tres factores para lesiones por sobreuso. La regla significa que puede haber tres causas en cualquier lesión y, si se encuentran y corrigen, puede disminuir la posibilidad de una nueva lesión y acelerar la curación. Normalmente este tipo de pacientes, pueden venir con una serie de problemas que necesitan ser resueltos. Un paciente con pronación severa también puede tener acortamiento de Aquiles, sóleo y glúteos débiles, una pierna corta y una absorción de impacto deficiente en sus zapatos.

#20 ¿Cuál de las siguientes opciones no es un problema de compensación común causado por acortamiento del tendón de Aquiles?

1. Tendinitis de Aquiles.
2. Problemas de pronación debido al colapso de la mediotarsiana.
3. Dolor de rodilla anterior o posterior debido a fuerzas en varo.
4. Problemas metatarsianos debido a fuerzas de flexión plantar excesivas sobre los metatarsianos.

(ver apéndice 12)

Inicio del tratamiento para el paciente biomecánico con exceso de pronación

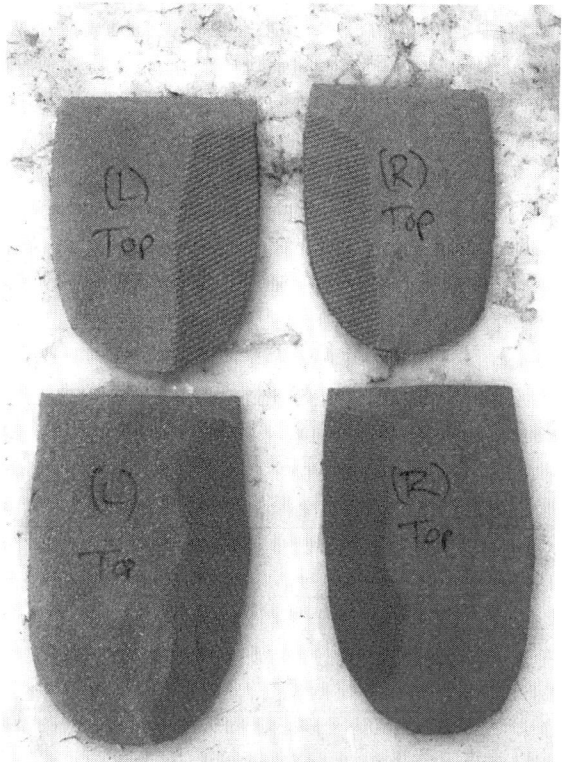

Diferentes cuñas de talón en varo de 6 mm para el control de la pronación

En la primera visita con el paciente, si determino que su problema de pronación puede ser ayudado por una corrección, me encanta comenzar en esa primera visita con soportes de arco (Sole o Powerstep son mis tipos preferidos) para soporte de columna interna, o cuñas de talón en varo de 6 a 10 mm si busco o no mejorar el tobillo. Es fácil almacenarlos o precortarlos en varios tamaños.

Por lo general, en mi clínica, necesito que programen una visita de una hora para la evaluación biomecánica y toma de molde. A veces, en la primera o segunda visita, puedo personalizar el soporte del arco en función de su marcha para un tratamiento aún mejor. En función de su problema relacionado con la pronación excesiva, les enseño algún tipo de vendaje y programa de ejercicios en casa.

Con todos los pronadores, me encanta descubrir por qué son pronadores. En mi evaluación de la marcha los clasifico como leves, moderados y severos. Pero ¿cuál es realmente la causa o las causas de este problema de pronación?

Aquí es donde algunas partes del examen biomecánico son cruciales. Es ideal pasar por la siguiente lista de verificación de causas de pronación excesiva:

- Alteraciones en el plano frontal como genu varo, genu valgo, tibias varas, tibias valgas o antepié varo.
- Alteraciones en el plano sagital como diferencia de longitud de piernas, dominancia de pierna, acortamiento de isquiotibiales, acortamiento de Aquiles o metatarsus primus elevatus
- Alteraciones en el plano transverso como rotaciones femorales interna o externa, rotaciones tibiales interna o externa, eje de la subastragalina verticalizado o metatarsus adducto.
- Músculos débiles: rotadores externos de cadera, gastrocnemio o sóleo, tendones tibiales posteriores o anteriores, peroneo lateral largo y músculos intrínsecos.

En pacientes pronadores, busco causas de pronación en cada visita hasta tenerlas a todas. En la segunda visita en pacientes pronadores moderados o severos, que estoy completando mi evaluación biomecánica

Hay una mezcla en el grupo de los moderados, ya que los pronadores leves o moderados pueden continuar con ortesis de venta libre, personalizadas con cuñas en varo, si sienten un gran progreso. Otros optan por usar ortesis personalizadas, otros no. Hay tantos factores.

#21 ¿Cuáles son las causas comunes de pronación que puedo evaluar en consulta? Tendón tibial posterior o tibial anterior débil.
2. Tendón del peroneo lateral largo débil.
3. Complejo Gastroc-Sóleo débil.
4. Músculos intrínsecos del pie débiles
5. Acortamiento del tendón de Aquiles.
6. Acortamiento de isquiotibiales.
7. Contractura del tendón psoas-iliaco
8. Excesivo Ángulo de la marcha externo.
9. Genu valgo.
10. Tibias valgas.
11. Tibias varas.
12. Deformidades de inversión del antepié.
13. Metatarsus Primus Elevatus.
14. Laxitud ligamentosa.
15. Todo lo anterior.
(ver apéndice 12)

Discutamos ahora sobre los pacientes y los problemas comunes que surgen a diario en mi práctica con respecto a la técnica de ortesis invertida:

- Hipercorrección.
- Sensación del pie en el despegue.
- Hipocorrección

- Discutir con el paciente del concepto de "ortesis estándar"
- Discutir con el padre de un niño en crecimiento.
- Discutir o dejar a un lado la atención acerca del control de la pronación.
- Discutir cambios de zapatos y alternar zapatos.
- Discusión de lo que ayudará a sus pies planos.
- Discusión en el seguimiento.
- Discusión del período de adaptación.
- Discusión de lo que hace que un paciente sea biomecánicamente estable.

Cuando la corrección es demasiado alta

Existen tres maneras de comprobar que hemos usado demasiada corrección. En primer lugar, el paciente camina y / o corre en sus nuevas ortesis y siente que se desestabiliza hacia lateral.

Puedes o no observar este desplazamiento lateral, pero es una sensación desagradable para el paciente y una sensación de inestabilidad.
Les pides que te digan dónde están enviando la carga sus pies, hacia qué metatarsianos, y normalmente responden que los metatarsianos laterales (3,4 y / o 5).
Enfatizan que el peso está desplazado hacia lateral en la fase de apoyo medio.
La sensación normal es de reparto igualitario con todos los metatarsianos, o alguna sensación de que está involucrado el segundo metatarsiano (1 y 2 o 2 y 3)

Es el funcionamiento general de los metatarsianos lo que quieres saber, no el empuje del hallux. Los pacientes pueden confundirse con esto.

En segundo lugar, el paciente usa zapatos que controlan demasiado (control de movimiento o estabilidad incluso), o zapatos demasiado rotos con un desgaste lateral en varo en el talón.

En ambos casos, no debe retocar la ortesis (no juzgue el control o la corrección en general), hasta que vuelvan con mejores zapatos. Nunca les digo que compren zapatos nuevos hasta que obtengan sus nuevas ortesis porque pueden necesitar un número más, que sus zapatos anteriores con los que usaba su antigua ortesis. Si los zapatos son viejos, un zapato nuevo puede ser todo lo que necesitan.

En tercer lugar, si la corrección es demasiado, pueden quejarse de síntomas relacionados con la supinación. (ver Apéndice 2)

Comúnmente, es el dolor en la zona medial de la rodilla por sobrecarga, la tensión peroneal por el exceso de trabajo de los músculos laterales del tobillo, los síntomas de la banda iliotibial para proteger los movimientos laterales de la rodilla y la cadera, o los síntomas sacroilíacos.

Usted debe recomendar al paciente durante la entrega que nunca aguante el dolor y que culpe a las ortesis de cualquier dolor nuevo. Les digo que está bien usarlos de manera progresiva, ya que es bueno tener cuidado. El 30% de mis pacientes necesitarán un retoque o dos hasta que la corrección les permita usarlos todo el día y en la mayoría de sus actividades.

Una vez que se ocupe de cualquier problema con el zapato o cree que el zapato no tiene relación con la corrección excesiva, se puede hacer lo siguiente con cualquier ortesis que desplace al paciente lateralmente (si el paciente puede sentirlo o puedo verlo), prefiero añadir una modificación en cada revisión hasta que se resuelva el problema, lo que podría requerir varias visitas):

1. Añadir la modificación de Denton para estabilizar la columna lateral, en cualquier tipo de ortesis.
2. Rebajar la zona medial de posteo de retropié.
3. Elimine 4 grados de corrección en el posteo del retropié, si se queja de dolor en la zona medial de la rodilla u otros síntomas de supinación, pero no si siente inestabilidad.
4. Añadir un lateral Kirby skive entre el esqueleto y la cubierta, en la zona lateral de la cazoleta.
5. Baje la cazoleta del talón en la zona medial unos 3 mm y estreche el ancho del arco medial en la zona distal unos 3 mm.
6. Retire la mitad medial del posteo de retropié.
7. Pula el grosor del plástico del arco medial en la zona donde el paciente siente más presión (cerca del talón, máxima altura del arco o distalmente). Este es el orden exacto en el que prefiero hacer este tipo de ajustes.

#22 El paciente presenta síntomas relacionados con la hipercorrección, ¿cuál no es una solución?

1. Posteado plano de la ortesis.
2. Agregar modificación Denton.
3. Agregar un lateral Kirby skive temporal.
4. Pulido del grosor del esqueleto en el arco medial.
5. 2 y 3

(ver apéndice 12)

Sensación del pie en el despegue

La sensación del pie en el despegue se ha convertido en una parte esencial de mi discusión sobre la estabilidad de los pacientes y en su educación al comprar zapatos. Cuando tienen una pronación excesiva, necesitan comprar zapatos que ayuden a controlar su desplazamiento de peso hacia el primer metatarsiano y el primer dedo del pie, y llevarlo hasta el segundo metatarsiano y el segundo dedo del pie.

Los pacientes se sienten cómodos con esta prueba de sensación. Especialmente, si tienen 3-4 pares de zapatos para comparar, pueden elegir con los que se sientan mejor. No quiero que el despegue sea por primero, o cuarto y quinto. Quiero una carga de peso más centrada, que generalmente involucra el segundo metatarsiano y el segundo dedo del pie. En la prescripción ortésica, hago mis observaciones en silencio, diseñando los elementos de la ortesis, quiero que se enfoquen en un pie y analicen dónde va el peso a través del antepié (primero, algunos con participación de 2 o una distribución igual en todos o más 3, 4 y 5). Nuevamente, como acabo de mencionar, esto es ver cómo se siente el peso en los metatarsianos y no en los dedos de los pies, ya que deberían propulsar por el primer dedo del pie. Hay cosas que suceden internamente dentro del zapato que no puedo ver, pero en general mis observaciones coinciden con el paciente. Con la ortesis invertida, en realidad está haciendo a veces 2 funciones diferentes. Principalmente, está invirtiendo el pie de evertido a vertical (por lo tanto, la discusión anterior debería aplicarse). Pero, a veces con el varo del retropié, está invirtiendo el pie de vertical ha invertido, por lo que desea que el peso sea más lateral, pero nunca solo en el cuarto y quinto metatarsianos.

23 En qué caso, después de diseñar una ortesis adecuada, ¿desea que el paciente sienta que a veces despega por la mitad lateral del pie?

1. Corrección del varo del antepié.
2. Corrección del valgo del antepié.
3. Corrección del varo del retropié.
4. Corrección del valgo del retropié.
5. Corrección de torsión tibial externa.

(ver apéndice 12)

Cuando la corrección es demasiado baja

La corrección puede quedar muy baja, esto puede ocurrir por diversos motivos. En primer lugar, el cambio de la posición del pie con la ortesis prescrita no sigue una relación estándar de 5: 1, sino más bien 8: 1 aproximadamente.

En realidad, esta es la proporción de corrección en yeso para pies pronados en niños que el Dr. Ronald Valmassy enseña en podopediatría. Generalmente estoy decepcionado con este resultado (aunque sé que puede suceder), y me aseguro de que el paciente lo sepa.

A continuación reviso los moldes y me aseguro de que el arco interno o el talón medial no se deformen demasiado por si no me he dado cuenta (verifico la toma de moldes para evitar problemas como este). Normalmente califico mis correcciones ortopédicas A, B, C, etc. o 100%, 90%, 80%, etc. Normalmente, trato de estimar lo que necesito para llevar la corrección al 100% o calificación A y documentar esa corrección esperada. Si la necesidad de corrección del paciente es del 100%, por ejemplo, presenta un pie plano y DTTP en etapa 3 que intentan evitar la cirugía, o fractura sesamoidea para evitar la extirpación quirúrgica, simplemente continúo y rehago uno o ambas ortesis.

Si se desconoce la cantidad necesaria de corrección del paciente, por ejemplo, estamos reduciendo la pronación para los síntomas de la condromalacia rotuliana o los síntomas de la fascitis plantar, podemos ver cómo transcurren los próximos 2 meses con su rehabilitación y síntomas antes de cualquier repetición de ortesis.

Básicamente, le haremos saber al paciente que aumentaremos la corrección que necesita de manera progresiva. Aun así, evaluaré las ortesis y le haré saber al paciente que la corrección se podría mejorar si los síntomas persisten.

En segundo lugar, la corrección que fue diseñada en el inicio, un ejemplo de un paciente reciente que presentaba un pie plano adulto adquirido con 14 grados de talón derecho en eversión y 18 grados de talón izquierdo en eversión. Empecé con mi corrección estándar de 35 grados de inversión, o un cambio de talón de 7 grados, prescribí tres pares de ortesis con una separación de 3 a 4 meses para poner el talón vertical (en el examen presentaba el rango de movimiento para hacerlo).

En pacientes altamente evertidos como estos, típicamente organizo las ortesis para que el talón quede vertical de esta manera:

1. 35 grados de inversión, 25 mm de profundidad de cazoleta, posteo de retropié estable y sin movimiento, ortesis tan ancha como el zapato del paciente, polipropileno de 4 mm, zapatos con control de movimiento, y lazada de cordones adecuada (la ortesis sola es una corrección de hasta 7 grados y hasta 2 grados con los zapatos con control de movimiento con la correcta lazada). Esto puede generar hasta 9 grados de corrección.

2. Realizo un raspado en el molde original, y añado un Medial Kirby Skive, corrección del arco medial solo hasta la articulación escafocuneana, y añado un polipropileno de 5mm, generalmente esto da 3-4 grados más de inversión, sin cambiar los 35 grados de inversión originales. Ahora nuestra corrección propuesta es de 12-13 grados de fuerza de inversión. En mi paciente de arriba, el pie derecho tenía el talón vertical y el izquierdo todavía 5 grados evertido.

3. La ortesis inicial de 35 grados se transforma en 45 grados sin eliminar la plataforma inicial de los metatarsianos. El Medial Kirby Skive es crucial para que la superficie plantar del talón quede plana desde el punto de contacto lateral hasta su transición hacia la zona del arco proximal. Esto también se puede mejorar con refuerzo del arco medial y cuña en varo de 3 mm desde el talón hasta la cabeza del primer metatarsiano. Normalmente sigo usando polipropileno de 5 mm con cazoleta de 28 mm. Con estos cambios, se pueden lograr hasta 5 grados más de control de la pronación. En mi paciente, estos cambios se realizaron solo en el lado izquierdo para que básicamente ambos pies funcionen en línea recta.

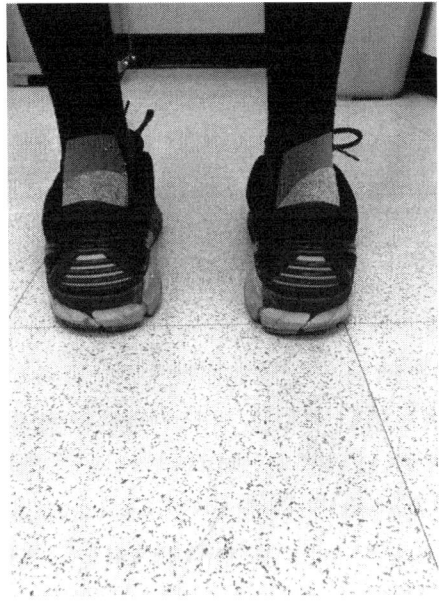

Hasta aquí

A lo largo de los años, descubrí que las correcciones altas de más de 35 grados, y definitivamente más de 45 grados, se pierde demasiado la forma original del molde inicial respecto al molde corregido. Por lo tanto, la estrategia anterior es mi recomendación actual.

En tercer lugar, podemos obtener una corrección muy baja, cuando estamos lidiando con un problema por encima del pie. Esto puede ocurrir con problemas de rodilla y, a veces, de cadera, cuando para ayudar a centrar la rodilla, debes corregir el pie en exceso. El ejemplo más fácil es tomar un pie normal con genu valgo y síntomas patelofemorales. A veces, debes tomar ese pie normal e invertirlo 5 grados. La diferencia entre un exceso de corrección y una inestabilidad lateral no es la posición invertida, sino que depende del correcto uso de las modificaciones para dar estabilidad a la columna externa mencionadas con

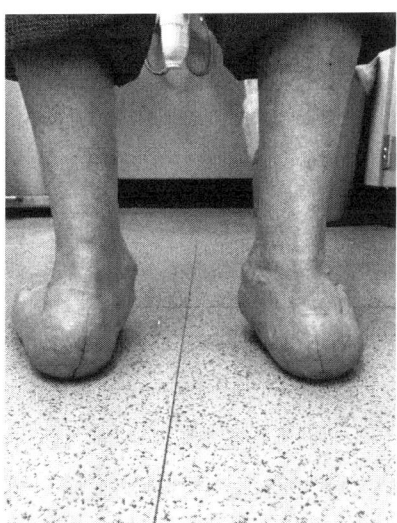

De aquí

anterioridad. Cuando se encuentra en una posición hipercorregida, y en el yeso lo encuentras similar, el objetivo es solventar la situación lo antes posible. En esta situación, te acabo de decir que la corrección excesiva puede ser necesaria durante 3-6 meses junto con antiinflamatorios, rodilleras o cinta adhesiva, cambios en la marcha, terapia física, trabajo de fortalecimiento, flexibilidad, y entrenamiento funcional. Pero, incluso cuando su paciente se siente bien, si el paciente está con una corrección excesiva, debe normalizar gradualmente la mecánica. ¿Qué es la hipercorrección en este caso? Es invertir el molde desde la posición neutra, no invertir el molde para llegar a la posición neutra, como normalmente lo hacemos. Cuando un paciente llega a la consulta con una ortesis mal diseñada, y usted piensa que sus síntomas mejorarían cambiando la biomecánica, puede mejorar la situación de él durante una o dos visitas de la siguiente manera:
:

1. Añadiendo un refuerzo de 6-7 mm en el arco medial.
2. Añadiendo un Medial Kirby Skive temporal de 3-6 mm.
3. Añadiendo una cuña en varo de 3mm desde el talón hasta el primer metatarsiano.

24 ¿Cuál de las siguientes afirmaciones no es una razón típica para confeccionar una ortesis con una corrección baja de pronación?

1. Esperaba necesitar 2-3 ortesis con un control de pronación creciente desde la primera visita.

2. Las fuerzas equinas son demasiado grandes para el control que le diste.
3. Los músculos posteriores de la tibia o el sóleo débiles continúan permitiendo que el pie prone excesivamente.
4. Corregir la mecánica del pie perfectamente no es suficiente para posicionar la rodilla.
5. Debido a la laxitud ligamentosa, o la selección del tipo de zapato, la ortesis prescrita fue deficiente en la corrección del pie, lo suficiente para llegar a la corrección deseada.
6. Todo lo anterior
(ver apéndice 12)

Ortesis estándar con la técnica de ortesis invertida

Discutir con el paciente el concepto de "ortesis estándar" está reservado para pacientes que presentan una biomecánica extrema (pronación severa o supinación severa) o cuando el tipo de ortesis para ayudar a sus síntomas puede ser un misterio. En casos de pronación severa el tratamiento se simplifica si se usan datos de la bisección del talón, como en el ejemplo anterior, con la posición relajada de calcáneo en apoyo de 14 grados de eversión en el derecho y 18 grados de eversión en el izquierdo.

Comenzaré con una corrección de 35 grados (7 grados de cambio promedio en el talón), mantendré esta corrección durante varios meses hasta que el paciente se encuentre cómodo y normalizado, antes de intentar aumentar, el concepto de necesitar más de una ortesis parece elemental en estos casos. Hay muchos pacientes que presenta problemas relacionados con el dolor, que no toleran o colaboran en su primer intento del uso de la ortesis.

Incluso pueden traer una caja de ortesis anteriores que no han funcionado por una razón u otra. No importa que tratamiento decida para el paciente, o qué tipo de ajustes tengo que hacer, trato de entender los porqués de cada ajuste, para poder hacer una ortesis conjunta que recoja todas las correcciones necesarias.

Si tienen ortesis anteriores, descubrir el porqué de su problema de intolerancia será crucial en el futuro. A veces me siento frustrado por esos pacientes que simplemente no saben la respuesta. Me gusta probar que cantidad de corrección necesitan los pacientes, para ello uso 3 tipos de arcos que me confieren más o menos apoyo. Siempre estoy averiguando que cantidad de flexibilidad, rigidez o amortiguación requiere el material de la ortesis. El Síndrome del túnel tarsal es un gran ejemplo de cómo puede hacer el mejor sostén de arco de todos los tiempos, pero si los nervios que discurren por el arco son demasiado sensibles, el arco tendrá que ser disminuido, a veces incluso con el arco al mínimo y añadir corrección con el Medial Kirby Skives, no pudiendo usar el arco medial para controlar la pronación

Cuanto más dialogue esto al comienzo de su tratamiento, más comprenderá el paciente los pasos a seguir y se sentirá más cómodo con este planteamiento.

25 Hacer correcciones en serie para un paciente complicado es común en la práctica de la biomecánica, excepto en:
1. Cantidades extremas de pronación.
2. Cantidades extremas de supinación.
3. Problemas con ortesis anteriores.
4. Tener muchos tipos diferentes de zapatos.
5. Todo lo anterior.
(ver apéndice 12)

El crecimiento del niño y la técnica de ortesis invertida

Debatir con el padre de un niño en crecimiento está íntimamente relacionado con un problema económico, sobre todo, porque el niño necesitará nuevas ortesis por cada 1 u 2 cambios en la talla del calzado. Esto puede ser un gran problema hasta que hayan dejado de crecer los pies (niñas de 12 a 14 años y niños de 14 a 16 años). Quiero que los niños usen sus ortesis hasta que tengan 22 años, más del 80% del tiempo de actividad.

Esta edad es cuando el pie adulto realmente se vuelve fuerte y estable. Es cuando se pierde su "grasa plantar de bebé".
A medida que crecen, y su pie se encuentra alineados con el eje pie / tobillo / pierna gracias a la ortesis prescrita, tienen la oportunidad de tener pies fuertes y estables con una alineación normal.
Existen artículos que recogen que esto funciona con ortesis invertidas de 20 grados, se encuentran enumerados en el Apéndice

11. No confiaría el desarrollo del pie en ortesis prefabricadas de venta libre. Solo confiaría en mi capacidad para hacer una ortesis personalizada que los mantenga centrados con el talón vertical y no bloquee el primer radio u otra fuerza anormal. Sé que usando mi biomecánica de la teoría de la Root puedo diseñar una ortesis estable que "no dañe" a estos niños en su crecimiento.

26 ¿Cuál no es una regla general para diseñar ortesis en niños?

1. Las ortesis prefabricadas son tan efectivos como las ortesis personalizados hasta los 9 años.
2. Las ortesis para niños deben rehacerse cada 1 o 2 cambios de talla del calzado.
3. Los niños tienden a dejar de crecer (especialmente a los pies) posterior a las niñas.
4. A los 22 años, las ortesis ya no pueden cambiar la estructura del arco, solo estabilizan la mecánica
(ver apéndice 12)

Dejando a un lado la pronación al utilizar la técnica de ortesis invertida

Discutir el dejar a un lado la pronación cuando ese aspecto está bajo control, pero hay otros factores que deben abordarse y requieren mucho esfuerzo. Tanto mis pacientes como yo generalmente necesitamos enfocarnos en un aspecto a la vez. Así que paso las primeras 3-4 visitas obteniendo la corrección deseada de la ortesis para sus problemas. Normalmente los pacientes están contentos, tienen las ortesis que venían buscando inicialmente para su

problema, o al menos las correcciones progresivas que usé en mi plan de tratamiento.

El control de la pronación puede ser la parte más importante del tratamiento, o simplemente una parte que puede ayudar en la salud general del paciente. En cada una de estas visitas iniciales, el examen y la revisión histórica continúan, mientras se evalúa y trata la biomecánica, la cantidad de inflamación y la cantidad de dolor neuropático.

Puedes estar luchando en lograr los objetivos a través de las Fases de Rehabilitación: Inmovilización, Fortalecimiento y Regreso a la Actividad. Una vez tratada la mecánica de la pronación, la inflamación y el dolor nervioso deben solucionarse. Trato de determinar si hay otros factores mecánicos en juego: problemas de absorción de impactos, discrepancia en la longitud de las piernas, músculos tensos y músculos débiles. Estos factores pueden requerir recetas de fisioterapia, cambios de zapatos o simplemente programas de ejercicios en casa.

#27 Cuando se trata a pacientes, ¿cuál es el tratamiento biomecánico que debería ser el primero?

1. Control de la pronación.
2. Síndrome de pierna corta con prescripción de alza.
3. Músculos débiles con ejercicios de fortalecimiento.
4. Músculos tensos con estiramiento para equino.

5. Depende de lo que se considere más importante para cada paciente.
(ver apéndice 12)

Cómo varia la técnica de ortesis invertida con el uso de los distintos zapatos

Discutir los cambios de zapatos y alternar de zapatos es una forma de variar el estrés día a día o de 3 a 4 horas para ayudar en la rehabilitación del paciente.

A veces, no me importa si mis pacientes alternan entre ortesis de diferentes correcciones o entre calzado neutro, de estabilidad o de control de movimiento. Rara vez me molesta que mis pacientes corredores alternen entre los tipos de calzado minimalista, tradicional y maximalista, si mi evaluación no puede ver nada dañino en ello.

Quiero que encuentren cualquier patrón de dolor, como una ortesis y un tipo de zapato que provoca más dolor. Esta sería la combinación que evitar para nuestra recuperación. Cambiar el estrés de los tejidos es excelente para la recuperación completa y una excelente técnica de rehabilitación de fortalecimiento. Creo que es importante encontrar una corrección apropiada, (95-100% de corrección) como su "gold estándar", pero no quiero que el paciente quede atrapado en ese mundo rígido el resto de su vida.

28 El concepto de entrenamiento funcional se complementa con diferentes zapatos u ortesis en la rehabilitación de lesiones y técnicas de entrenamiento. ¿Cuáles son los tipos más comunes de zapatillas para correr que afectarán a la biomecánica y a la evolución de las lesiones?

1. Máxima estabilidad.
2. Máxima amortiguación.
3. Neutro.
4. Control de supinación.
5. Zapatilla minimalista.
6. 1, 2, 3, 4.
7. 1, 3, 4, 5.
(ver apéndice 12)

¿Qué otro factor ayuda en la pronación cuando se utiliza la técnica de ortesis invertida?

La discusión sobre que ayudará a sus pies valgos patológicos es muy útil para comprender que las ortesis no son el único tratamiento en el que confiar.

La salud del pie se ve favorecida por los cambios de diversos factores. Estos factores deberían ser parte de su programa general.
Se incluyen: ortesis funcionales, vendajes, ejercicios de fortalecimiento, zapatos estables, en ocasiones botas altas, estiramientos cuando hay fuerzas equinas y cambios en la marcha.

La salud de los pies también puede depender de cómo uno abusa o respeta sus pies en el ejercicio. En los ejercicios de fortalecimiento más comunes se incluyen: tendones tibiales posterior y anterior, tendón peroneo lateral largo, músculos intrínsecos del pie con ejercicios del core del pie, equilibrio de una sola pierna o posturas de una sola pierna en yoga, tai chi o qigong, dos elevaciones con distinta posición del talón, isquiotibiales laterales y rotadores externos de cadera.

29 Las ortesis son comúnmente lo único que se usa cuando alguien tiene pies pronados, pero debería ser parte de un programa de recuperación de salud del pie. Este programa debe incluir:

1. Ortesis funcionales.
2. Ejercicios de fortalecimiento apropiados.
3. Elementos apropiados del calzado.
4. Cambios apropiados en los patrones de marcha.
5. Actividad apropiada y técnicas de entrenamiento.
6. Todo lo anterior.
(ver apéndice 12)

Consejos de seguimiento

La discusión sobre el seguimiento es crucial para asegurarse de que estén de acuerdo con todos los aspectos del tratamiento. Este tipo de conversación es vital para que el paciente acuda a sus visitas de seguimiento. Las visitas son para asegurarse de que se están acostumbrando a las ortesis, que están progresando a través de su programa de fortalecimiento, que están resolviendo el equino encontrado, que su selección de zapatos ha sido excelente y que en general se sienten mejor.

Personalmente, me gusta seguir a mis pacientes mensualmente y a nivel de consejos biomecánicos no me gusta tratar más de tres aspectos (de lo contrario, ninguno de ellos se logrará debido a la sobrecarga del paciente). De nuevo, ¿cuáles son los puntos a seguir en el tratamiento? Incluyen ortesis personalizadas o de venta libre (y tal vez solo cuñas en varo o valgo), vendaje, alza para pierna corta, selección de zapatos adecuados, fortalecimiento de músculos débiles, músculos tensos con trabajo de flexibilidad, terapia física con trabajo muscular, cambios en la marcha, patrones de entrenamiento (como comenzar un programa de caminata y carrera), entrenamiento funcional (para cardio y fuerza) y nuevos programas de Tai Chi, Pilates, etc.

30 En las visitas de seguimiento, está tratando de mantener el nivel de dolor entre 0-2 (un ambiente de curación), a medida que hace que el paciente sea más estable y fuerte. Lo siguiente puede ser muy útil a este respecto.
1. Evaluar la estabilidad general de las ortesis y hacer recomendaciones para el cambio si fuera necesario.
2. Evaluar cualquier tensión o debilidad muscular.
3. Evaluar cómo el paciente realiza sus ejercicios.
4. Evaluar la marcha y los diversos zapatos que trajeron y hacer comentarios.
5. Evaluar dónde está su actividad y hacia dónde debería progresar.
6. Evaluar cualquier necesidad de alzas, cuñas, amortiguación u otros cambios mecánicos simples.
7. Todo lo anterior (ver apéndice 12)

Período de adaptación

La discusión sobre el período de adaptación es vital para que el cuerpo del paciente se acostumbre al cambio significativo que estoy haciendo. Esto está completamente descrito en el Apéndice 10.

Haré este cambio desde los 2 años a 92 años si lo necesitan. Los niños se adaptan más fácilmente que mis pacientes de edad avanzada, pero aun así se puede hacer.

Las ortesis funcionales deben ponerse de manera progresiva, a razón de 1 hora por día en su uso durante los primeros 10 días. Los cambios en todo el cuerpo, especialmente con la técnica de ortesis invertida, pueden ser significativos. La adaptación en la carrera puede comenzar con 1,5 km el primer día y progresar un 1,5 km por entrenamiento cada dos días. La regla no debe ser dolorosa en ningún momento del progreso.

31 ¿Cuál no forma parte de un período de adaptación de la ortesis?

1. Incrementos por hora en el tiempo caminando.
2. Incrementos por hora en cualquier actividad.
3. Aumento de 1,5 km cada dos días en los corredores
4. Culpe a las nuevas ortesis por cualquier dolor o nuevo dolor.
5. Modifique las nuevas ortesis cuando el paciente tenga por primera vez sensaciones de dolor, no sensaciones de presión inusuales.

(ver apéndice 12)

¿Qué hace que un paciente sea estable?

Discutir acerca de qué proporciona estabilidad biomecánica al paciente es muy importante.

Esto es en realidad lo mismo que decir, como podemos ayudar a sus pies patológicos. En general, si tengo que tomar una decisión sobre el tratamiento, siempre voy hacia crear una mayor estabilidad. Cuando los síntomas no me permiten dar la estabilidad deseada a un paciente, siempre documento por qué tuve que disminuir la corrección (por qué tuve que bajar el arco medial, por qué tuve que permitir más movimiento en el retropié o por qué pensé que el paciente debería tener una ortesis blanda en vez de una ortesis de polipropileno).

Por lo general, en la práctica clínica, usted intenta de manera continua hacer que un paciente tenga más estabilidad con el uso progresivo de lo siguiente:

1. Cuñas en varo, ortesis de venta libre u ortesis personalizadas.
2. Cambios de calzado para mayor estabilidad.
3. Vendajes para arco o tobillo.
4. Ejercicios para fortalecer los pies, los tobillos y las extremidades inferiores.

5. Programas de estiramiento para ayudar con cualquier fuerza equina encontrada.
6. Programas de entrenamiento para retomar después de una lesión o simplemente un programa más equilibrado con más tiempos de recuperación.
7. Problemas generales de salud que incluyen sueño adecuado, dieta adecuada, salud ósea.

Espero que este libro lo ayude a pasar de ser un cirujano o un fabricante de ortesis a ser el guardián de la salud del pie del paciente. Puedes sentirte casi como uno de esos personajes de Guardianes de la Galaxia.

Fabricación del molde invertido

http://www.drblakeshealingsole.com/search?q=inverted+orthotic+arch+height

Las siguientes fotos son el paso a paso del proceso de fabricación de un par de ortesis invertidas de 25 grados, para un paciente corredor.
Cuando se usa de manera conjunta la modificación de Fettig con la técnica de ortesis invertida, ignoramos la relación entre el antepié y el retropié, porque solo funciona para la mecánica del retropié.
.

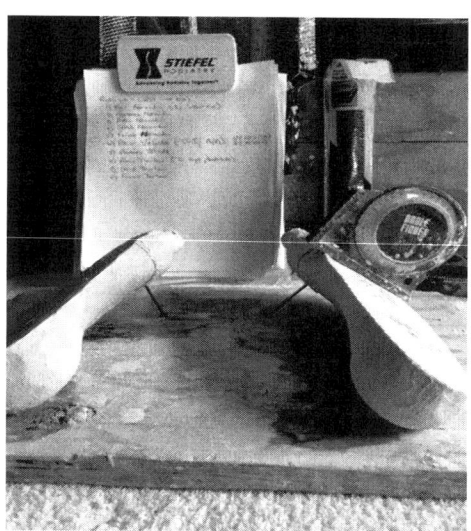

Marcamos la zona de carga del primer y quinto metatarsiano, luego colocamos un clavo debajo de la primera cabeza del metatarsiano para generar la cantidad de inversión (este caso fue de 25 grados).

Se verifica la cantidad de inversión con un inclinómetro. Espero que pueda apreciar que, para los mismos grados de inversión de talón, se necesitará un clavo más grande para un antepié varo que para un antepié valgo. Esta es una de las razones por las que trato de manipular en la toma de molde cualquier antepié supinado, dado que solo es provocado por la tensión de los tejidos blandos.

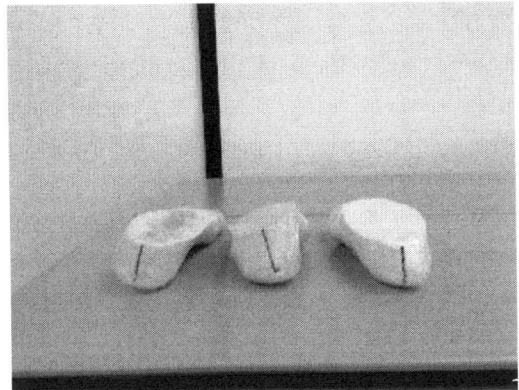

Aquí hay tres moldes positivos del pie izquierdo con diferentes deformidades del antepié. Marco la verticalidad de cada molde como mi punto de referencia. De derecha a izquierda, estos yesos representan un antepié neutral, un antepié en valgo (evertido) y un antepié en varo (invertido). Si corrijo cada uno a 25 grados de inversión, el molde con antepié varo necesitará de un clavo más grande para lograrlo.

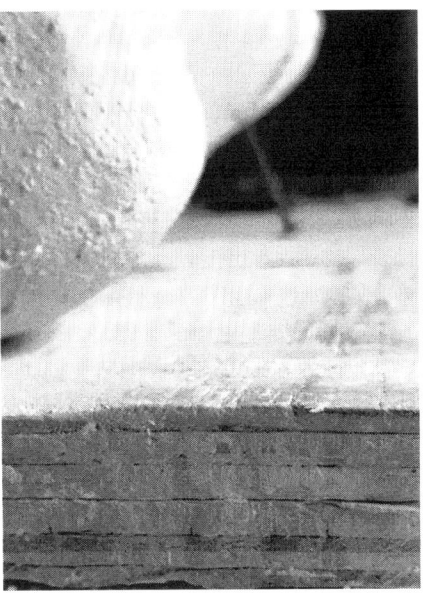

Es fácil ver cómo se realiza la fuerza de inversión en el zona medial del talón y en la zona proximal del arco. También puede apreciar cómo el efecto aplanado del talón afectará mejor a la inversión, más que un talón redondeado.

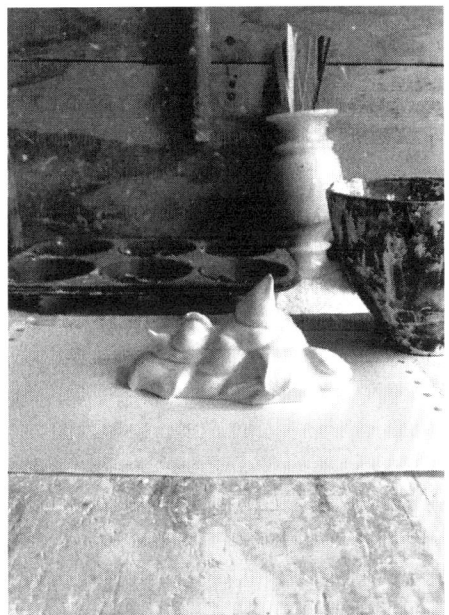

El yeso se coloca sobre papel para comenzar a hacer la plataforma anterior, dejando más cantidad debajo de la primera cabeza metatarsiana.

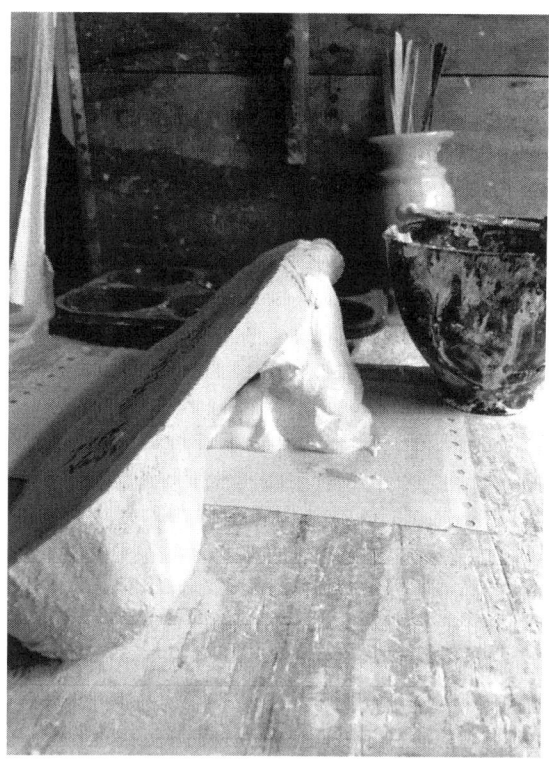

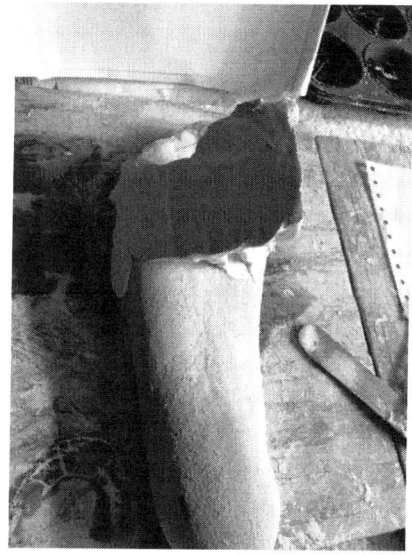

Cuando le das la vuelta por primera vez de la mesa, la plataforma anterior con 25 grados de inversión se ve así. Uso todo el yeso sobrante de la plataforma anterior para comenzar a rellenar el arco medial.

Se rellena toda la superficie debajo de las cabezas y luego se alisa para mantener la corrección de inversión. Se necesita tiempo para dominar, que consistencia del yeso es la correcta para moldear bien. Los puntos de referencia de la plataforma medial y lateral se marcan a cada lado de la parte superior del molde, antes de que comience el trabajo de yeso, para que luego se puedan encontrar fácilmente. Es importante verificar si la plataforma anterior realizada representa el ángulo que deseaba o sino tendrá que retirarla y comenzar de nuevo.

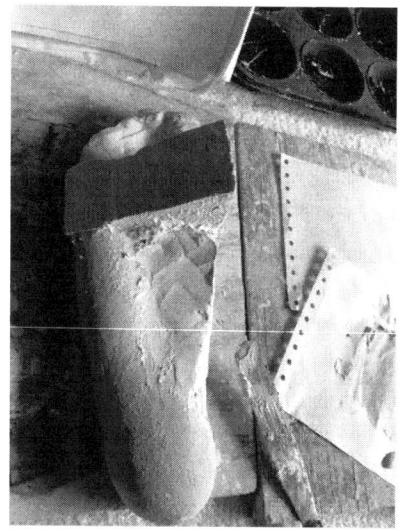

Luego, la plataforma anterior se cuadra con las líneas marcadas. Con yeso adicional comienzo a rellenar el arco y / o refuerzo los puntos débiles observados en la plataforma anterior. Como técnico de laboratorio, solo tengo la habilidad de hacer este proceso con un pie a la vez. Visitando muchos laboratorios por todo el país, entre 5-10 pies a la vez es bastante común.

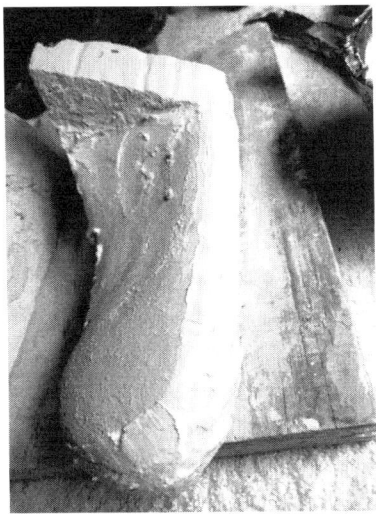

Se aplica una expansión lateral para los tejidos blandos, no debe afectar al talón medial y al área del cuboides. Esta expansión debe ser paralela al borde lateral de la plataforma anterior. A continuación, se unirán.

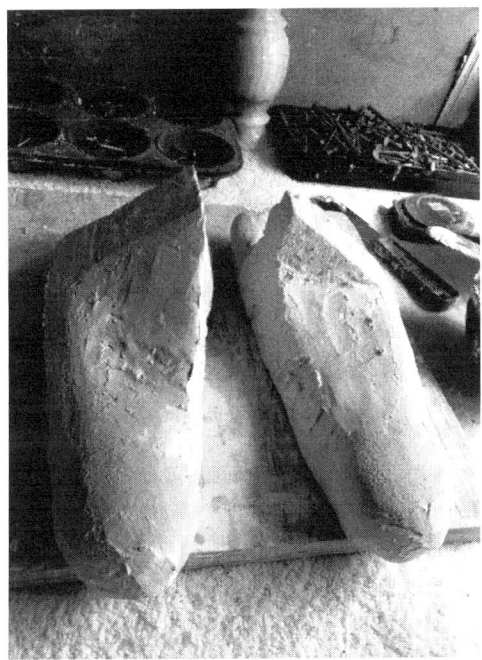

Para comenzar el relleno del arco es importante saber, que debería alcanzar su punto máximo en la primera articulación escafocuneana y luego descender gradualmente hacia la plataforma anterior, creando así la nueva superficie de apoyo.

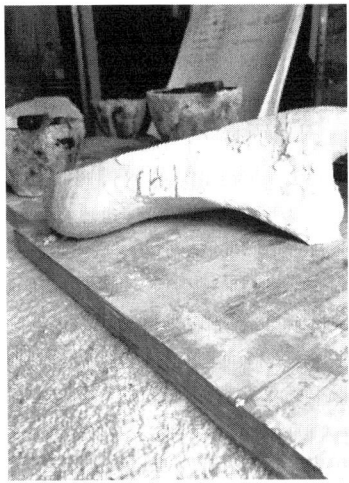

La marca "H" para el punto más alto de la ortesis debajo de la primera escafocuneana y luego se baja a medida que avanza distalmente.

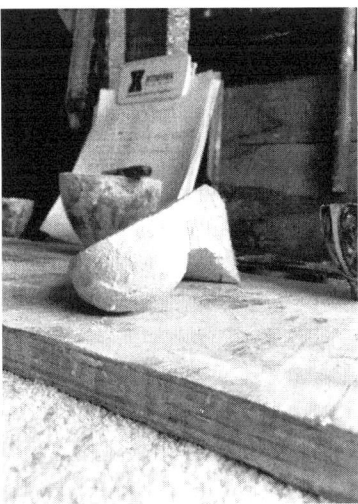

Esta vista del arco medial muestra la fuerza de inversión en el retropié y la disminución gradual del primer radio para permitir la flexión plantar. Si corrijo a los pacientes con su ortesis inicial solo 2-3 grados, puedo aplicar un Medial Kirby Skive y una ligera corrección de la columna medial a este molde antes de hacer una recrecido. La corrección de la columna medial es básicamente un alisamiento del Kirby en el área "H" para que no haya resaltes que puedan irritar al paciente.

Las siguientes imágenes son de un paciente con un par de ortesis invertidas a 35 grados.

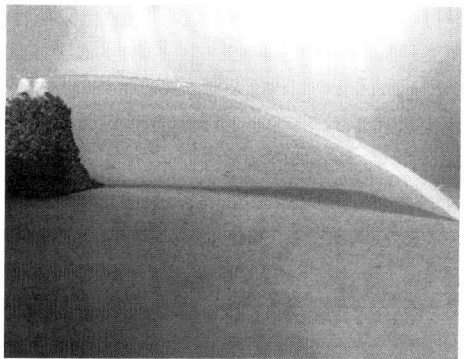

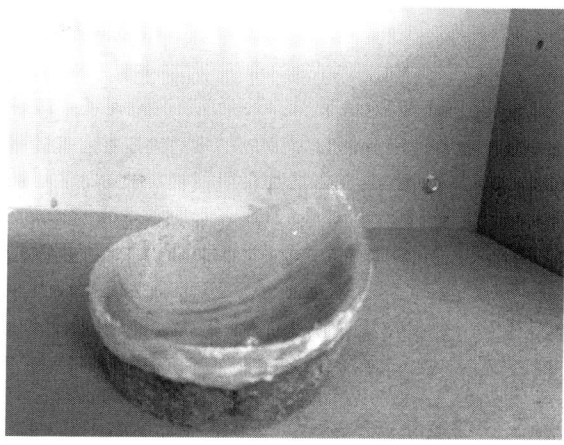

El aspecto distal del poste medial debe estar en el mismo plano con el borde anterior medial del termoplástico. Puedes ver cómo el pico más alto del arco medial es proximal en la primera articulación escafocuneana y luego baja a medida que avanza distalmente. Se debe permitir que el primer metatarsiano tenga capacidad activa de hacer una flexión plantar.

Esta vista posterior de la ortesis terminada, muestra la cazoleta con el apoyo medial del talón y con la cazoleta lateral hasta distal.

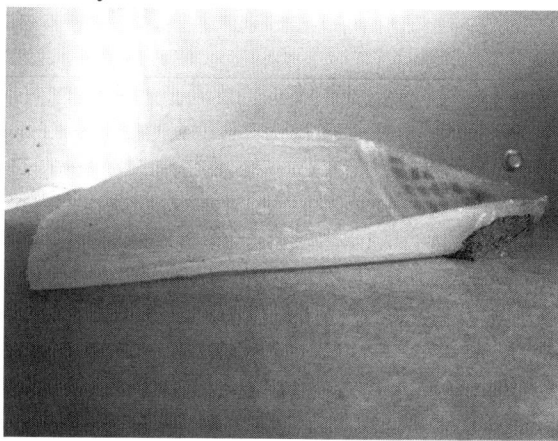

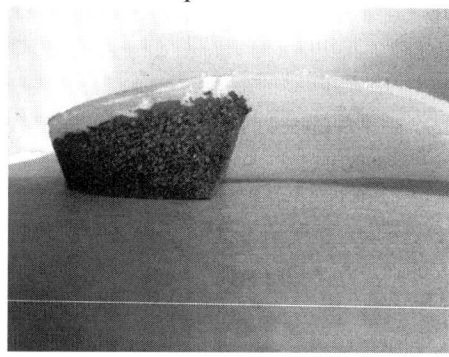

Esta imagen muestra la cazoleta lateral del talón hasta zona distal, que evitan la inestabilidad lateral de la ortesis invertida de 35 grados.

Esta foto enfatiza que el poste medial debe estar firmemente en el suelo cuando el borde anterior medial de la ortesis esté al ras con la superficie. En pacientes con alta corrección de inversión, suelo hacer una cazoleta medial alta (28 mm), pero a veces para mejor ajuste con el calzado bajo la cazoleta lateral del talón a 23 mm (en lugar de 25 mm en ambos lados para una ortesis invertida estándar de 35 grados).

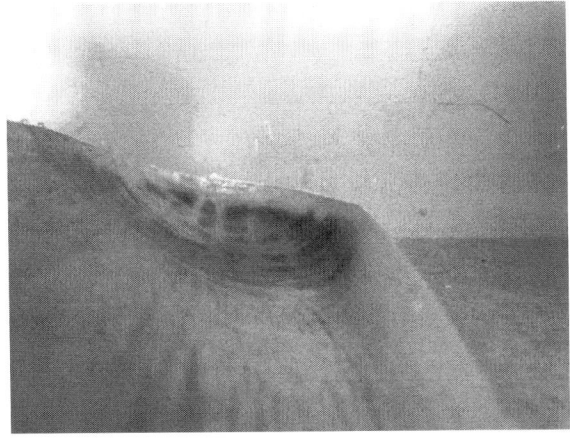

Otra imagen de la contención lateral creada para prevenir la inestabilidad lateral. El área debajo del cuboides y el quinto metatarsiano son paralelos al suelo (no están invertidos).

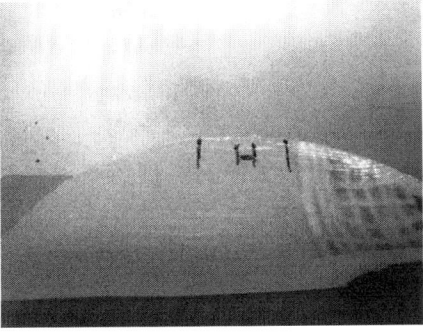

La "H" representa la zona del arco situada debajo de la primera articulación escafocuneana.

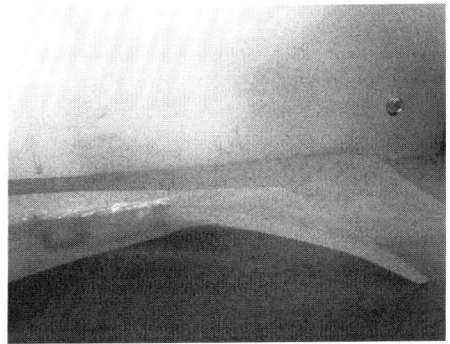

Esta imagen resalta la bajada gradual de la ortesis sobre el primer metatarsiano para permitir la flexión plantar al levantar el talón.

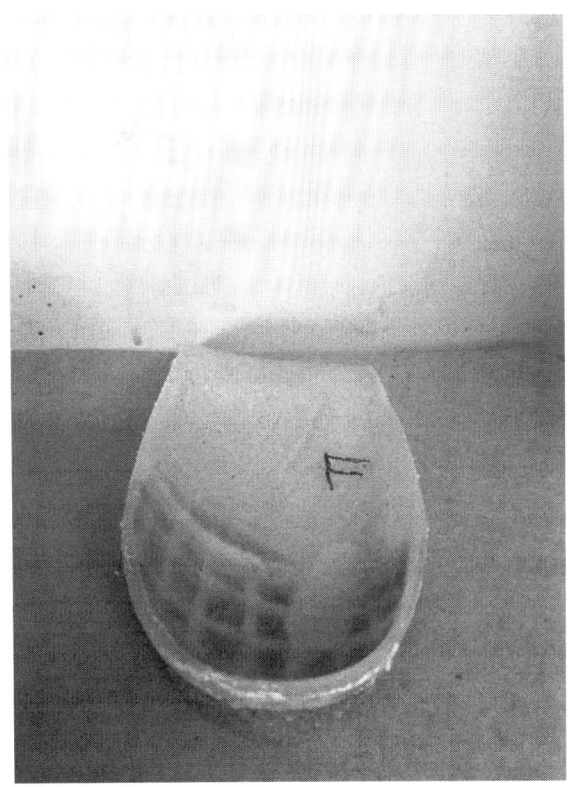

La "F" presenta el área de apoyo del cuboide de Feehery. Es el área la ortesis en la que necesitamos dar la mayor estabilidad y es clave para una columna lateral estable.

32 ¿Qué afirmación es falsa sobre la técnica de ortesis invertida?

1. La altura del arco debe alcanzar su altura máxima debajo de la base del primer metatarsiano.
2. Se debe construir un surco fascial plantar en cada ortesis invertida.
3. Un Medial Kirby Skive típico me da seis grados de corrección en varo en el retropié.
4. Más fuerza de inversión es generada por un talón redondo que un talón plano.
5. Todo lo anterior.
6. Ninguna de las anteriores.
(ver apéndice 12)

Conclusión

Espero que este libro le ayude a comprender la técnica de ortesis invertida. Los Apéndices a continuación ayudarán a mejorar los conceptos básicos como la evaluación de la marcha, los síntomas mejorados gracias al control de la pronación, otros factores útiles para combatir un problema de pronación y mucho más. Espero que este libro le ayude a usted y a su laboratorio a comprender mejor esta técnica y, en última instancia, ayude a sus pacientes. Tiene tantos usos. Tengo médicos que me consultan para su uso en corredores, en disfunción del tendón tibial posterior en etapa 2 y 3, y en casos infantiles de pie plano. Espero que este libro le ayude a ampliar su conocimiento, o simplemente a probar la técnica cuando aparezca el paciente adecuado. Anime a su laboratorio a leer este libro y mirar mis videos y publicaciones en el blog. La técnica de ortesis invertida es mi regalo para mi querida profesión, aunque este libro llegue con retraso.

Apéndice 1: dolor producido por la pronación excesiva

Al utilizar la técnica de ortesis invertida, debes estar familiarizado con los síntomas de una pronación excesiva (a continuación, se describe en el Apéndice 2 el dolor por supinación excesiva). Un paciente puede venir para recibir tratamiento por una lesión en el pie y tobillo, pero también tiene una variedad de otros síntomas con los que sus ortesis pueden ser de ayuda. He tenido pacientes que presentaban hasta 10 problemas a la vez. Si trata a este paciente de forma mecánica, es excelente ver qué síntomas se alivian y cuáles no (y cuales pueden necesitar otras formas de tratamiento). Incluso pueden empeorar síntomas por sus cambios mecánicos, y es posible que se deba hacer un tratamiento adaptado para ambos síntomas. Es muy satisfactorio que los pacientes estén muy agradecidos por su ayuda. Insisto en que los cambios mecánicos de cualquier ortesis estabilizadora, especialmente con la técnica de ortesis invertida, pueden producir un gran cambio en la mecánica del pie, tobillo, pierna, rodilla, cadera y espalda baja. Normalmente, si hace a alguien más estable, esto mejorará su salud física y emocional. A continuación, adjunto una lista sobre problemas causados por una pronación excesiva, que les doy a mis alumnos. La lista fue generada a través de consultar varios artículos, pero principalmente, con años de evaluación de qué síntomas podrían mejorarse si se corrigiera la pronación excesiva. La lista se basa en los problemas o inestabilidades producidas por la pronación excesiva: inestabilidad medial, rotación o torque excesivo en varias estructuras, una absorción deficiente si está máximamente pronada, aumento del peso en la zona medial del pie y carga lateral de la rodilla. Incluyen:

1. Dolor articular de la primera metatarsofalángica con hallux limitus funcional.
2. Las lesiones sesamoideas pueden ser causadas por una pronación excesiva.
3. Juanetes causados por la naturaleza crónica de la pronación que

sobrecarga el lado medial del pie provocando la inestabilidad de la primera articulación cuneometatarsal que conduce a la deriva lenta del primer metatarsiano en abducción, inversión, dorsiflexión.

4. Capsulitis de la 2ª articulación metatarsofalángica donde un primer metatarsiano inestable provoca más carga sobre el segundo metatarsiano.

5. La metatarsalgia puede ser causada por las fuerzas de cizallamiento de la abducción del antepié sobre el retropié.

6. Las fracturas por estrés del segundo metatarsiano pueden ser causadas por la sobrecarga del segundo metatarsiano provocado por un primer metatarsiano inestable.

7. Los neuromas o neuritis de Morton pueden ser causados por la inestabilidad de los metatarsianos cuando el pie permanece pronado (saco de huesos inestables) y hay un movimiento intermetatarsal excesivo.

8. Los dedos en martillo pueden ser causados por la falta de estabilidad en mediopié, por lo que los dedos se agarran al suelo en un intento de ganar estabilidad.

9. La tensión muscular intrínseca ocurre cuando los músculos tienen que trabajar horas extras para estabilizar el pie, especialmente los dedos, en la propulsión.

10. La fascitis plantar es un estiramiento excesivo del arco por pronación, que probablemente esté relacionado con microrroturas de la fascia.

11. La tendinitis del tibial anterior se relaciona con una pronación excesiva y con el intento de desacelerar esa pronación en el contacto de talón.

12. El seno del tarso lateral, también llamado síndrome del seno del tarso, es normalmente un choque lateral con marcada eversión, donde las estructuras mediales se estiran y las estructuras laterales se pellizcan.

13. El síndrome del cuboides sucede cuando el cuboides no es estable y el tejido que lo rodea se irrita. Pronación excesiva significa una carga medial en el pie, pero con una inestabilidad lateral del pie.

14. Pinzamiento lateral del tobillo, como el síndrome del seno del tarso, donde los altos niveles de pronación hacen que el calcáneo evertido choque con el lado medial del maléolo lateral.

15. Lesiones del tibial posterior, incluido el síndrome del escafoides accesorio. El tendón tibial posterior es el desacelerador más importante y directo de la pronación de la articulación subastragalina y el soporte en el arco interno.

16. El síndrome del túnel tarsal puede tener una causa mecánica o un factor agravante en el que la pronación del pie en el tobillo puede causar un estiramiento de las estructuras mediales del tobillo durante un período prolongado o exagerado. Además, la inflamación de la tenosinovitis de cualquiera de los tres tendones del tobillo medial puede causar una compresión del nervio tibial posterior.

17. La tensión del peroneo lateral largo puede ocurrir por pronación excesiva donde el tendón intenta estabilizar la columna medial donde se inserta.

18. La tensión de Aquiles puede ocurrir por pronación excesiva, ya que las fibras mediales del Aquiles luchan para desacelerar la pronación. El Aquiles es un motor en el plano sagital principalmente, y puede estresarse cuando el talón realiza una pronación hacia la tibia durante el despegue en una pronación excesiva.

19. Las fracturas por estrés tibial pueden ser causadas por una pronación excesiva que causa una rotación tibial interna aumentada. Algunos de los músculos más grandes que desaceleran esta pronación se unen en la tibia (tibial posterior y sóleo). El tirón puede ser tan grande que la tibia se puede romper. Dado que el movimiento de la rodilla puede ser dependiente o independiente del movimiento del pie, hay muchas personas que tienen una tremenda pronación del pie sin rotación rotuliana interna. En estas situaciones, el torque que naturalmente sube por la pierna hacia la rodilla y la cadera, se detiene en la tibia o la rodilla abruptamente, lo que provoca estrés tibial.

20. La tensión de las fibras mediales del sóleo puede ser causada por una excesiva pronación. El sóleo se adhiere tanto a los aspectos proximales en la zona posterior de la tibia como al peroné. No solo funciona plantarflexionando el tobillo, sino que supina la articulación subastragalina para ayudar con la rotación externa general de la extremidad inferior. Si el pie se mantiene en una posición de pronación prolongada en la fase de propulsión, o si el pie prona en la fase media tardía o en las fases propulsoras, las fibras del sóleo pueden estresarse y producir tensión muscular.

21. La lesión del compartimento lateral de la rodilla se puede producir por una pronación excesiva. Si tiene problemas meniscales laterales, deseará abrir y descomprimir el compartimento lateral al añadir una cuña en varo. Pero la articulación de la rodilla está influenciada por el movimiento del pie, el propio eje de movimiento de la rodilla y el movimiento de la cadera. Por lo tanto, el 50% de los pacientes no responden a la apertura lateral, pero todos son ayudados de alguna forma en la corrección de la estabilidad del pie.

22. La tendinitis / bursitis de la pata de ganso puede producirse por una pronación excesiva. Los tres músculos que forman la pata de ganso se unen en la cara anterior, medial y proximal de la tibia para estabilizar el contacto del pie y la rodilla. Los tres músculos son el sartorio, el gracilis y el semitendinoso. Por su función, es principalmente una lesión relacionada con la carrera, ya que al golpear el pie estabiliza el área

medial anterior de la rodilla que se ve comprometida en el movimiento de pronación excesiva, debido a la rotación tibial interna excesiva del fémur. Protege al ligamento cruzado anterior que está tratando de detener el desplazamiento anterior y medial de la tibia con el fémur en el interior de la rodilla. Lo veo especialmente en la carrera cuesta abajo, donde estas estructuras mediales de la rodilla tienen que estabilizar una rodilla flexionada en el contacto del pie, donde la fuerza puede ser 10 veces mayor al peso corporal.

23. Las lesiones patelofemorales pueden producirse por una pronación excesiva. El problema radica en que la rótula no permanece en su surco femoral normal, sino que se desliza lateralmente, lo que irrita la cara medial de la superficie posterior de la rótula. Esta subluxación lateral se ayuda vendando la rótula un poco medialmente, preparando la rótula para mantenerla más centrada, fortaleciendo el vasto medial y los rotadores externos de la cadera, y estirando el vasto lateral, el cual es poderoso, para debilitar su tracción lateralmente. Con respecto a la excesiva pronación, a veces es producida por el deporte en un pie normal, dos mecanismos pueden ser los culpables total o parcialmente. Si la excesiva pronación hace que la rodilla asuma una posición más valga de la tibia con el fémur, esta alineación hace que el vasto lateral tenga más poder tirando de la rótula

lateralmente. Si la pronación excesiva simplemente produce más rotación interna de la tibia que en el fémur, el vasto lateral se contrae y el vasto medial se relaja creando un desequilibrio muscular dinámico que conduce nuevamente a la subluxación lateral de la rótula.

24. Las lesiones del cruzado anterior (LCA) pueden ayudarse con la corrección de la pronación. No creo que las lesiones de LCA sean causadas por pronación excesiva, pero a partir de nuestra discusión previa sobre las lesiones de la pata de ganso, el ligamento cruzado anterior, funciona para detener tanto el movimiento anterior de la tibia como la rotación interna de la tibia respecto al fémur. Cuando se trata a pacientes con lesiones de LCA, ya sea de forma conservadora o postoperatoria, las ortesis personalizadas o simplemente las cuñas en varo que pueden controlar la rotación interna de la tibia, pueden quitarle mucho estrés al LCA.

25. Tensión en la musculatura medial de los isquiotibiales se puede producir por una excesiva pronación. Los isquiotibiales mediales son el semimembranoso, que se adhiere a la cara posterior medial de la tibia proximal, y el semitendinoso, que se adhiere a la cara anterior medial de la tibia proximal. En una función normal, los isquiotibiales mediales son flexores de rodilla y rotadores internos de la tibia, que ayudan con la pronación del pie. Sin embargo,

con la pronación excesiva del pie, el papel del semitendinoso como parte de la pata de ganso, es proteger la zona medial anterior de la rodilla y detener el movimiento hacia adelante de la tibia. Este movimiento repetido puede causar tensión en los isquiotibiales mediales.

26. El síndrome de la banda iliotibial puede ser causado por una variedad de movimientos anormales, y uno de ellos es la excesiva pronación. La banda iliotibial es una de mis estructuras favoritas. Su función principal es proteger la cadera lateral y la rodilla lateral en el contacto del pie. Es propenso a tensarse, lo que facilita el sobreesfuerzo. Es una lesión muy común en la carrera y no se necesita mucho para provocar un exceso de trabajo. La pronación excesiva es solo un movimiento que puede irritarla, pero probablemente es el más famoso. A medida que el fémur gira internamente con la pronación excesiva de la articulación subastragalina, la zona de la tibia, donde se une la banda iliotibial, rota más internamente. Este movimiento de rotación interna de la tibia respecto al fémur hace que la banda iliotibial gire sobre sus dos puntos de referencia. Estos puntos de referencia son el trocánter mayor alrededor del área de la cadera y los epicóndilos femorales laterales en la rodilla. Las mujeres suelen desarrollar Este síndrome en las caderas y los hombres en las rodillas.

27. El síndrome del piramidal puede ser causado por una pronación excesiva. Al caminar y correr, el piramidal es un rotador externo de cadera. Por lo tanto, la pronación excesiva que provoca una rotación interna excesiva de la cadera tensa el músculo piramidal al intentar desacelerar ese movimiento interno. El aspecto interesante y desconcertante del síndrome piramidal es cómo puede afectar al nervio ciático y causar síntomas neurológicos. El nervio ciático puede pasar por debajo, sobre o entre las fibras del piramidal.

Muchos problemas que tratamos tienen un aspecto neuropático porque el nervio ciático se irrita. Puede tener síntomas clásicos de ciática, o solo síntomas neuropáticos imprecisos.

La lista de verificación de problemas producidos por la pronación:

1. Dolor en la 1ª AMTF
2. Dolor Sesamoideo
3. Juanetes
4. Dolor en la 2ª AMTF
5. Metatarsalgia
6. Fractura de estrés del segundo metatarsiano
7. Neuroma / neuritis de Morton
8. Dedos en garra
9. Tensión muscular intrínseca
10. Fascitis plantar
11. Tendinitis del tibial anterior
12. Síndrome del seno del tarso
13. Síndrome del cuboides

14. Pinzamiento lateral del tobillo
15. Lesiones del tibial posterior
16. Síndrome del túnel tarsal
17. Tensión del Peroneo Lateral Largo
18. Lesión del Aquiles
19. Fracturas de estrés tibial
20. Tensión medial del sóleo
21. Dolor lateral del compartimento de la rodilla
22. Tendinitis/ bursitis de la pata de ganso
23. Dolor articular patelofemoral
24. Lesiones del LCA
25. Tensión de los isquiotibiales mediales
26. Síndrome de la banda iliotibial
27. Síndrome del piramidal

#33 ¿Cuál de las siguientes afirmaciones es falsa con respecto a la pronación?

1. La pronación puede inflamar el piramidal al intentar desacelerar la rotación interna femoral.
2. La pronación hace que el tracto de la banda iliotibial se mueva posteriormente sobre el cóndilo femoral lateral.
3. La pronación hace que la parte del isquiotibial medial trabaje demasiado para proteger el LCA.
4. La pronación puede torcer el LCA mientras intenta proteger el área de la articulación anterior medial de la rodilla.

(ver apéndice 12)

#34 ¿Cuál de las siguientes afirmaciones es verdadera?

1. Una pronación excesiva provoca en la rodilla del corredor que la rótula se salga de su surco femoral medialmente.
2. La pronación excesiva estresa medialmente la pata de ganso a medida que el paciente correr. Las fibras de la pata de ganso están formadas por gracilis, sartorio y semimembranoso.
3. La pronación excesiva en pacientes con antepié varo pueden causar estrés por compresión en el compartimento lateral de la articulación de la rodilla.
4. Las periostitis causadas por la pronación excesiva generalmente se producen por las fibras laterales del sóleo que intentan mantener el talón vertical.

(ver apéndice 12)

35 Marque a continuación con un círculo qué lesiones se pueden relacionar con pronación excesiva.

1. Fracturas de estrés del peroné
2. Lesiones del Aquiles
3. Lesiones del Peroneo Lateral Corto
4. Síndrome del túnel tarsal
5. Lesiones del tendón tibial posterior

(ver apéndice 12)

#36 ¿Cuál de los siguientes está relacionado con la pronación excesiva?

1. Pinzamiento anteromedial del tobillo
2. Síndrome del cuboides
3. Síndrome del seno del tarso medial

4. Tensión muscular intrínseca del pie

5. 1,3,4

6. 2,4

7. Todo lo anterior

(ver apéndice 12)

#37 La excesiva pronación puede ejercer presión sobre la fascia plantar al causar un problema de estiramiento excesivo. ¿Cuál es el punto más débil de una fascia plantar estresada en el ciclo de la marcha?

1. Choque de talón

2. Carga del antepié

3. Fase de apoyo medio

4. Elevación del talón

5. Despegue

(ver apéndice 12)

Apéndice 2: Dolor producido por exceso de supinación

Al utilizar la técnica de ortesis invertida, está cambiando un paciente que está:

1. En una posición demasiado pronada

2. O pronando excesivamente (este movimiento puede definirse como demasiado en magnitud, demasiado rápido o en el momento equivocado).

Este cambio produce lo siguiente en varios momentos:

1. Posición menos pronada hacia su posición ideal (neutro) (aún con el talón evertido o el talón vertical en posición de reposo).

2. Menos pronación en una posición pronada hacia su posición ideal (el talón ahora invertido o más invertido como en los casos de varo tibial).

3. Posición menos pronada pero ahora invertida desde su posición ideal.

4. Supinación excesiva en el contacto del talón (también llamada inestabilidad lateral) que debe revertirse.

Este cambio de posición / movimiento de pronación a supinación puede provocar síntomas. Estos síntomas son supinadores y pueden ser temporales (solo la necesidad de acostumbrarse a la nueva biomecánica) o más graves que necesitan ajustes ortésicos para una menor corrección de la pronación. Se pueden observar fácilmente en la marcha, o muy sutiles como un paciente que siente un ligero deslizamiento lateral del pie sobre la ortesis. Debe estar atento a los síntomas causados por un exceso de supinación al recetar y trabajar con la técnica de ortesis invertida.

Aquí está la lista que le doy a los estudiantes sobre las lesiones creadas por la supinación excesiva, que también se llama inestabilidad lateral. Alguien puede ser un supinador excesivo solo cuando usa ciertos zapatos. Alguien puede supinar demasiado incluso descalzo. La supinación excesiva causa lesiones debido a la inestabilidad lateral, porque la falta de pronación por contacto con el talón significa que no hay absorción de golpes, porque hay una carga lateral de peso en el pie durante un tiempo prolongado y hay una carga medial excesiva de la rodilla. Las lesiones también pueden ocurrir ya que hay una extensión de la rodilla en el contacto, sin la flexión normal de la rodilla. Estas lesiones incluyen:

1. 1. Dedos en martillo debido a la inestabilidad (supinación anormal es la situación más inestable que el pie tiene que tratar de estabilizar. Una forma común de intentar una mayor estabilidad en el pie es agarrarse con los dedos de los pies, lo que puede provocar deformidades de dedos en martillo. Arcos elevados con el aumento de la declinación metatarsal son propensos al desarrollo de dedos en martillos. Si se agrega inestabilidad de supinación a un pie con un arco elevado, la probabilidad de desarrollar dedos en martillo es de alrededor del 100%).

2. Metatarsalgia lateral (la supinación anormal generalmente ocurre en la fase de contacto de la marcha, pero puede persistir en la mitad de la posición de despegue. Esto causa una sobrecarga lateral del antepié con desarrollo de síntomas de metatarsalgia lateral. El tratamiento puede ser complicado ya que las correcciones ortésicas para esta sobrecarga lateral a veces requiere que se aplique mayor fuerza sobre el área dolorida).

3. Dolor y desarrollo del juanete de sastre (los juanetes de sastre en la cabeza del quinto metatarsiano son mucho menos dolorosos que los juanetes del primer metatarsiano. Una de las causas de los juanetes de sastre es la sobrecarga lateral del antepié debido a la supinación excesiva que produce una subluxación crónica en la articulación del cuboides y del quinto metatarsiano. El movimiento del quinto radio cuando está sobrecargado plantarmente es hacia la eversión, la abducción y la dorsiflexión. La abducción del quinto metatarsiano conduce a un ensanchamiento del quinto radio y la apariencia obvia del juanete del sastre).

4. Fracturas del 4º y / o 5º metatarsiano (la supinación excesiva provoca una sobrecarga lateral de los 4º y 5º metatarsianos que se articulan con el cuboides. Cuando esa sobrecarga es bastante rápida (digamos en el entrenamiento, demasiado rápido o prologando en un maratón), ya sea el 4º metatarsiano o el quinto metatarsiano puede desarrollar una fractura por estrés. Mucho depende de la capacidad de estos dos metatarsianos para dorsiflexionarse en reacción a las fuerzas del suelo. Siempre se moverán de manera diferente y, a veces, el quinto metatarsiano se mueve hacia arriba lo suficiente como para que el cuarto metatarsiano tome el peso. Por lo general, la mayoría de los pacientes tienen un quinto metatarsiano levemente plantarflexionado que soporta el peso excesivo y desarrolla fracturas por estrés, como una fractura de Jones).

5. Dolor en cuboides por sobrecarga (supinación excesiva que causa sobrecarga lateral en el cuboides y disfunción articular y dolor por

consiguiente. Justo después del contacto con el talón, el poderoso complejo gastro-sóleo se contrae para empujar al cuboides hacia la superficie. Esto produce un mediopié muy estable y un elemento clave en la supinación del pie. Con la supinación excesiva, la carga en el cuboides va demasiado lejos, y dependiendo de qué ligamentos estén laxos, el cuboides se dorsiflexiona posiblemente a través de varias articulaciones: calcáneoocuboidea, cuboidea y tercera cuña, cuboides y 4º o 5º metatarsianos, o cuboides y escafoides. Esto es opuesto al esguince de tobillo posterior a la inversión del síndrome cuboide donde el cuboide se mueve hacia plantar. La famosa maniobra del cuboides está diseñada para dorsiflexionar (o trasladar superiormente) el cuboides cuando está posicionado por debajo de su posición normal).

6. Inestabilidad lateral del tobillo (la supinación excesiva en la fase de contacto también se denomina inestabilidad lateral. Es un movimiento desastroso cuando ocurre, robando al pie la absorción de impactos y colocando una fuerza de extensión en la rodilla cuando debería estar flexionándose. Sin embargo, es la tensión lateral en el tobillo lo que puede causar algunos de los problemas más peligrosos. Cuando combina esta inestabilidad lateral del pie y tobillo con un zapato o terreno inestables o en presencia de esguinces anteriores, el paciente puede tener posibilidades para tener problemas crónicos. Las lesiones por inestabilidad lateral del tobillo son producidas por una supinación de la subastragalina, o inestabilidad causada por lesiones que pueden causar una supinación más excesiva. El dolor de la inestabilidad lateral del tobillo puede ser agudo cuando ocurre una nueva lesión, o crónico en todas las áreas, la supinación excesiva causa dolor incluso en las áreas laterales o mediales del tobillo).

7. Tensión peroneal (la supinación excesiva de la articulación subastragalina acentúa el lado lateral del pie y el tobillo, una de las formas en que el cuerpo trata de protegerse es contrayendo excesivamente los tendones peroneos. Puede ser tanto el peroneo lateral largo como el peroneo lateral corto). Pueden ser tendones peroneos débiles que no pueden reaccionar sin dolor si el pie está en una posición o movimiento de inestabilidad lateral. Al igual que la complejidad del tibial posterior o de todos los músculos extrínsecos del tobillo, tensar los peroneos puede causar dolor desde su origen en el peroné hasta las inserciones en el primer metatarsiano (peroneo lateral largo) o en el quinto (peroneo lateral corto) o en cualquier punto intermedio. Advierto a los pacientes que tienen dolor alrededor del maléolo lateral y se hacen una resonancia magnética, que los

tendones pueden verse rotos en la resonancia magnética y estar totalmente fuerte y sin dolor en el examen).

8. Deformidad y dolor de Haglund (el borde superior y posterior lateral del calcáneo está más cerca del talón de los zapatos que el borde medial y, por lo tanto, recibirá más fricción o estrés de esa interacción. La supinación excesiva en el contacto con el talón aumentará esa presión lateral en el borde posterior. La corrección de la rotación lateral de la supinación excesiva hace dos cosas muy positivas para la protuberancia de Haglund, también conocida como exostosis retrocalcánea. La primera función de una ortesis es minimizar la deriva lateral del talón y, por lo tanto, disminuir la fuerza que crea o irrita la deformidad. La segunda función de la ortesis es simplemente levantar el talón ligeramente para que haya menos presión en la misma área).

9. Pinzamiento medial del tobillo (la supinación excesiva afecta al astrágalo moviéndolo medialmente dentro de la mortaja del tobillo para apiñar el domo talar medial y el borde talar medial en la superficie lateral del maléolo medial. Si esa inversión es repentina, como en un esguince de tobillo de inversión, la lesión ósea puede ocurrir en el astrágalo o la tibia. Si la inversión es menos contundente, pero consistente, como en actividades de movimientos repetitivos como caminar, ir en bicicleta, etc., el tejido blando puede irritarse. Cuando hago ortesis para pacientes, incluso el equilibrado de Root, puedo crear una gran fuerza de inversión que conduzca a un pinzamiento medial del tobillo. Esto es muy común cuando el paciente está bien hasta que el zapato comienza a romperse aumentando lateralmente la fuerza de inversión en todas las articulaciones).

10. Fracturas de estrés del peroné (la supinación excesiva de la articulación subastragalina aumenta la carga lateral en el pie, pero esa carga de peso va medialmente al astrágalo y a la tibia como se acaba de describir, no al peroné. La supinación excesiva afecta el peroné al producir un tobillo lateralmente inestable lo que compensa con una contractura agresiva muscular de los peroneos. El tirón puede ser tan estresante que rompe el peroné solo por contracción muscular. Una vez traté a una bailarina de ballet semiprofesional que realizaba un gesto (supinación excesiva en términos de ballet) con puntas. Intenté corregir este error de técnica, pero se rompió su peroné tres veces diferentes en el transcurso de dos años. Finalmente, tanto una mejor técnica como un hilo cosido a lo largo del borde lateral del extremo de su zapato de punta resolvieron el problema.

11. Esguince proximal de la tibia-peroné (la supinación excesiva aumenta el peso medial que soporta la

articulación de la rodilla y abre la cápsula de la articulación lateral. Esto puede usarse en casos de desgarros meniscales laterales, ya sea después de la operación para descomprimir el compartimento lateral o en un intento para evitar los desgarros de la cirugía, agregando cuñas en varo o fuerzas de inversión en ortesis personalizadas. Sin embargo, al abrir la cápsula lateral de la rodilla, también se está causando inestabilidad en la articulación proximal de la tibia-peronea, que puede tener síntomas de grado 1 de esguince.

12. Sobrecarga del compartimento medial de la rodilla (la supinación excesiva sobrecarga la articulación medial de la rodilla. Los problemas del menisco medial de la rodilla y los problemas articulares degenerativos afectan a menudo a la población. Es un problema de extensión de la rodilla, mientras que la población que flexiona más las rodillas tiene problemas de menisco lateral. El paciente presenta dolor y, a veces, hinchazón, a lo largo de la línea de la articulación medial de la rodilla.

13. Artralgias de rodilla (la supinación excesiva sacude las rodillas al privar al pie de su absorción de impactos a través de la pronación en la fase de contacto. La corrección de la supinación puede suavizar las rodillas en el momento del impacto, incluso cuando se usa una ortesis de plástico. Dado que el dolor profundo de la rodilla puede presentarse de

varias maneras, a veces muy difícil de localizar, puede ser el síndrome de sobrecarga del compartimento medial de la rodilla que se presenta más generalizado).

14. Esguince lateral del ligamento colateral (la supinación excesiva abre la línea lateral de la articulación de la rodilla y puede tensionar el ligamento colateral lateral que se une a la cabeza del peroné).

15. Tensión en los isquiotibiales laterales (la supinación excesiva abre la línea lateral de la articulación que está protegida por los isquiotibiales laterales que se unen a la cabeza del peroné. Los isquiotibiales laterales pueden estar tensos para esta función. Los isquiotibiales en sí mismos son flexores de las articulaciones de la rodilla, mientras que una excesiva supinación ejerce una fuerza de extensión sobre la rodilla cuando debe flexionarse. Esto puede tensar los isquiotibiales. ¿Con esta fuerza de extensión de la rodilla, puede haber más momento de liberación? Los isquiotibiales pueden tensarse en un intento de flexionar la rodilla, relajando así la tensión dentro de la articulación de la rodilla).

16. Síndrome de la banda iliotibial (la supinación excesiva del pie causa inestabilidad lateral que afecta a los tejidos blandos que protegen la mitad lateral de nuestras extremidades. He hablado sobre el efecto sobre los tendones isquiotibiales y tendones peroneos, pero la banda iliotibial sea

probablemente la más afectada. La banda iliotibial funciona para proteger el lado lateral de la cadera y el lado lateral de la rodilla al golpear el pie. Es una lesión común al correr, ya que la fuerza que necesita ser estabilizada puede ser 7 veces mayor que la de caminar en la mecánica de la carrera. Tienden naturalmente a estar más invertida durante más tiempo. La supinación excesiva del pie por encima de todos estos otros factores puede conducir fácilmente a una sobrecarga de la banda iliotibial cuando trata de proteger la cadera y la rodilla).

17. Fracturas por estrés femoral (la supinación excesiva le roba al cuerpo la absorción en el primer choque del pie, lo que aumenta el estrés en la pierna. La supinación excesiva también provoca que la extensión de la rodilla al golpear el pie acentúe las fuerzas discordantes en la rodilla y la cadera. Las fracturas por estrés femoral en pacientes relativamente jóvenes se ven en corredores donde el atleta tiene que absorber hasta 7 veces el peso corporal mientras corre cuesta abajo. Si agrega poca vitamina D, problemas de dieta inadecuados, zapatos desgastados, o alguna combinación de factores, y una tendencia a supinar, es fácil imaginar que el fémur desarrolla reacciones de estrés y fracturas).

18. Artralgias de cadera (la supinación excesiva le roba al cuerpo la absorción de choque necesaria y puede causar un aumento de la carga articular en la rodilla, la cadera y las articulaciones sacroilíacas).

19. Inflamación de la articulación sacroilíaca debido al bloqueo hacia arriba (la articulación sacroilíaca es una articulación deslizante que se mueve principalmente en el plano sagital tanto hacia abajo como hacia arriba. Cuando el talón entra en contacto con el suelo y la rodilla está recta, puede subir el ilion con el sacro inmóvil. Se dice que la articulación sacroilíaca está bloqueada superiormente y pueden aparecer síntomas. Si alguna vez ha juzgado mal la altura de un escalón y aterrizado con un choque, la articulación sacroilíaca toma esa fuerza y puede colocarse en la posición incorrecta causando síntomas en la articulación. La supinación de la articulación subastragalina extiende la rodilla y puede forzar este escenario de manera más insidiosa por el movimiento repetitivo. El paciente no es consciente de esa causa, pero se queja de dolor de espalda crónico).

20. Dolor en la parte baja de la espalda debido a una mala absorción de los golpes o un tirón excesivo de los isquiotibiales (sabemos que nuestros isquiotibiales están más tensos cuando estiramos la rodilla y más flojos cuando doblamos nuestra rodilla. A medida que estiramos la rodilla en una supinación excesiva, esto produce un estiramiento en los isquiotibiales y el gastrocnemio, que

cruzan la parte posterior de la articulación de la rodilla. Los isquiotibiales se adhieren a las tuberosidades isquiáticas (donde se sientan los huesos). Esta tensión en los isquiotibiales tira de la pelvis para extender la cadera cuando caminamos, en vez de flexionarse la cadera e. Esta fuerza de extensión en la cadera y la pelvis también endereza nuestra espalda causando irritaciones musculares y de disco).

Lista de verificación para problemas producidos por supinación:
1. Dedos en garra
2. Metatarsalgia lateral
3. Juanete de sastre
4. Fracturas de estrés del 4º / 5º metatarsiano
5. Dolor del cuboides
6. Inestabilidad lateral del tobillo
7. Tensión peroneal
8. Deformidad de Haglund
9. Pinzamiento medial del tobillo
10. Fracturas de estrés del peroné
11. Esguince del ligamento proximal Tibio-Peroné
12. Compartimento medial de la rodilla
13. Artralgias de rodilla
14. Esguince lateral del ligamento colateral de la rodilla
15. Tensión lateral de los isquiotibiales
16. Síndrome de la banda iliotibial
17. Fracturas de estrés femoral
18. Artralgias de cadera
19. Inflamación de la articulación sacroilíaca
20. Dolor de espalda baja

#38 Comprender la biomecánica de las extremidades inferiores puede ayudar a los pacientes con dolor lumbar. La supinación excesiva del retropié en el contacto del talón puede causar dolor lumbar debido a lo siguiente:
1. Excesiva flexión de rodilla
2. Excesiva extensión de rodilla
3. Excesiva rotación interna de la rodilla
4. Inadecuada absorción de choque de las extremidades
5. 1 y 3
6. 2 y 4
   (ver apéndice 12)

#39 Cuando se observa a un paciente con supinación excesiva en el contacto de talón, ¿qué síntomas no se pueden vincular a ese movimiento anormal en esa fase?
1. Sacroilitis
2. Fracturas por estrés femoral
3. Fracturas por estrés en peroné
4. Afectación del compartimento lateral de la rodilla
5. Tensión de los tendones peroneos
6. Fractura de estrés en el 4º o 5º metatarsiano
   (ver apéndice 12)

#40 Cuando un paciente tiene una supinación subastragalina excesiva, se llama:
1. Inestabilidad lateral
2. Baja pronación
3. Excesiva carga lateral de peso
4. Todo lo anterior
   (ver apéndice 12)

#41 La supinación excesiva de la fase de contacto es conocida por sus problemas de las extremidades inferiores laterales como una regla general, mientras que la pronación es conocida por sus problemas mediales. ¿Qué problemas mediales están asociados con esta inestabilidad lateral?

    1. Dolor medial del compartimento de la rodilla

    2. Tendinitis de inserción del peroneo lateral largo

    3. Síndrome del os tibia externo

    4. Artralgias de tobillo medial

    5. Todo lo anterior

    6. 1 y 4 solamente

        (ver apéndice 12)

#42 La supinación excesiva puede estar relacionada solo con la función del pie (es decir, primer radio plantarflexionado), solo la función del zapato (es decir, tacones de 10 cm de alto con el talón desgastado) o una combinación de ambos. Cuando la supinación excesiva está relacionada con la función del zapato, ¿cuáles son algunos de los componentes de los zapatos que se ven en la clínica que conducen a esto?

    1. Zapato de tacón alto

    2. Excesivo apoyo del talón medial

    3. Inadecuado apoyo lateral del talón o mediopié

    4. Desgaste lateral excesivo del talón

    5. Zapato muy acolchado

    6. Todo lo anterior

        (ver apéndice 12)

#43 La biomecánica tiene que ver con el estrés. Tenemos diferentes tensiones con diferentes entornos. Zapatos, ortesis y patrones de entrenamiento, por nombrar unas pocas de algunas de estas variables, pueden ayudar a prevenir lesiones. Si no cambia el exceso de supinación del paciente, ¿de qué maneras puede ayudarlo?

    1. Cambiar los tipos de zapatos cada 3er entrenamiento.

    2. Cambie los patrones de entrenamiento a menos estresantes.

    3. Cambie los patrones de choque de talón según el tipo de lesión.

    4. Fortalecer la musculatura para desacelerar la supinación (como las peroneas).

    5. Todo lo anterior.

        (ver apéndice 12)

#44 Nuestras articulaciones de las extremidades inferiores son las más estables cuando están centradas o apiladas en el medio una debajo de la otra durante la fase de apoyo medio de la marcha. Si esa alineación del pie con el tobillo tiene el peso demasiado medial con un talón invertido, se llama supinación excesiva. El peso del tobillo y la rodilla es demasiado medial, pero el peso del pie es demasiado lateral. Entre este talón invertido y la excesiva carga lateral del pie, los tendones peroneos se estresan. ¿Cuáles son las razones comunes para la tendinitis peronea?

    1. Supinación excesiva.

    2. Debilidad peroneal.

    3. Lesión aguda después de un esguince de tobillo.

    4. Fatiga crónica debido a zapatos inestables.

    5. Todo lo anterior.

        (ver apéndice 12)

Apéndice 3: Esquema biomecánico en 12 puntos

El siguiente es un buen esquema para la clínica con la que seguir viendo a sus pacientes. Comienza con el historial de la lesión, el estado general de salud, como la deficiencia de vitamina D y las condiciones inflamatorias, y el historial de lesiones anteriores. Luego obsérvalos caminar y / o correr, e intenta correlacionar la lesión con su biomecánica (esto puede tener que esperar varias visitas debido a su lesión). Luego, descompón el examen físico en problemas mecánicos, inflamatorios y posibles problemas neuropáticos. Según su sospecha de diagnóstico, su examen se vuelve más específico. También observa el área en busca de posibles factores biomecánicos que lo afecten (cuanto mejor sea en biomecánica, más podrá sondear profundamente, como comprobar el equino con cualquier problema metatarsal). Luego, comienza a enfocarse en la asimetría del problema y cómo abordarlo (como el lado más débil o el lado más pronador). Después de haber hecho su posible diagnóstico, comience a aplicar la Ley de Occam (la causa más obvia es probablemente la causa) y la Regla de 3 (la mayoría de las lesiones requieren que ocurran tres causas o que se arreglen para la curación y la prevención general de las lesiones).

Es importante en medicina tener la oportunidad de adivinar las causas por nosotros mismos. Este es el papel del diagnóstico diferencial común, nuestra segunda opción de diagnóstico si el diagnóstico tentativo resulta incorrecto. Esto es desarrollar un Plan B cuando el Plan A no funciona. Hay esperanza en este escenario. A partir de ahí, tenemos que decidir qué fase de rehabilitación se ajusta al paciente en ese momento. Y tenemos que decidir si las imágenes son importantes o si pueden esperar un tiempo.

Finalmente, tenemos que desarrollar nuestro plan para reducir el dolor a 0-2 en el menor tiempo posible con tratamientos mecánicos, antiinflamatorios y neuropáticos. Normalmente veo a mis pacientes lesionados mensualmente, asegurándome de que progresen en el proceso y ayudándolos con altibajos y contratiempos. Esta lista de verificación es una ayuda maravillosa para cualquier visita a lo largo de este viaje.

1. Historia clínica y el estado general de salud

   _____
   _____
   _____
   _____
   _____
   _____

2. Encontrar en la marcha alguna causa de la lesión

   _____
   _____
   _____
   _____
   _____
   _____

3. Hallazgos en el examen físico (en particular, signos mecánicos, inflamatorios, neuropáticos)_____

_____

_____
_____
_____

4. Hallazgos específicos para la biomecánica del área de lesión general y localizada

_____
_____
_____
_____

5. ¿Hay asimetría?_____
_____
_____
_____

6. ¿Cuál es el posible diagnóstico?_____
_____
_____

7. ¿Cuál es la ley de Occam para este diagnóstico? ¿Se aplica la regla de 3?_____
_____
_____
_____
_____

8. ¿Cuál es el diagnóstico diferencial más común (diferente al posible diagnóstico)?_____
_____
_____

9. ¿Está en alguna fase de rehabilitación ahora?

_____

10. ¿Debemos pedir una prueba complementaria hoy?

_____

11. ¿Cómo podremos obtener los niveles de dolor 0-2? ¿Medidas mecánicas? ¿Medidas antiinflamatorias? Medidas neuropáticas?_____
_____
_____
_____
_____
_____

12. ¿Cuál es nuestro tratamiento mecánico para hoy?_____
_____
_____
_____

Lista de verificación para la visita biomecánica
1. Historia
2. Hallazgos de la marcha
3. Examen físico
4. Hallazgos biomecánicos
5. ¿Asimetría?
6. Diagnóstico posible
7. ¿La ley y regla de 3 de Occam?
8. Diagnóstico diferencial

9. Fase de rehabilitación

10. ¿Pruebas complementarias?

11. ¿Cómo alcanzar el nivel de dolor 0-2?

12. Tratamiento mecánico hoy

#45 La asimetría funcional es un gran concepto utilizado en el tratamiento de la técnica de ortesis invertida. La mayoría de los pacientes son asimétricos por varias razones, incluso si son diestros o zurdos. Es importante tratar cada lado de manera diferente para acercar la función de la parte inferior de la pierna a los patrones simétricos. La siguiente no es una razón por la cual los pacientes presentan una función asimétrica:

1. Disimetría.

2. Lesiones pasadas.

3. Tendones tibiales posteriores o piramidales débiles.

4. Cirugía previa de la extremidad inferior.

5. Varo tibial unilateral.

6. Ninguno de los anteriores.

(ver apéndice 12)

#46 Haga coincidir lo siguiente con las fases de rehabilitación.

1. Resistencia progresiva con banda elástica

2. Dosis de prednisona

3. Cam Walker

4. Programa para caminar/ correr

5. 4 días seguidos con hielo

6. Rango activo de movimiento o ejercicios isométricos

(ver apéndice 12)

#47 La Ley de Occam no coincide con cuál de los siguientes.

1. Aquiles contracturados y tendinitis de Aquiles

2. Neuromas y zapatos ajustados de Morton

3. Juanetes y zapatos ajustados

4. Esguince de tobillo y Deformidad en varo del antepié

5. Síndrome de la banda iliotibial y pronación excesiva

(ver apéndice 12)

#48 ¿Qué nivel de dolor es necesario para permitir que un paciente sane la mayoría de las lesiones?

1. 4-5

2. 2-3

3. 0-2

4. 1-4

5. 3-5

(ver apéndice 12)

#49 ¿Cuáles son los 3 tipos generales de dolor que necesita tratar, especialmente en lesiones crónicas?

(ver apéndice 12)

Apéndice 4: Evaluación y síntomas de la marcha

En mi entrenamiento, la evaluación de la marcha fue una parte crucial para ver cómo funcionaban las ortesis para controlar el exceso de movimiento, corregir una pierna corta, mejorar la postura de alguien, pero también para detectar problemas. Estos problemas pueden ser muy obvios, como cojear por el dolor o más sutiles, como un giro en el pie en la propulsión por una pronación anormal. He tenido pacientes que a lo largo de los años declararon que mis hallazgos en la evaluación de la marcha condujeron al diagnóstico de una enfermedad neurológica y a su correspondiente tratamiento.

A pesar de que una comprensión profunda de las mala alineaciones estructurales son vitales para nuestro entrenamiento, como se enseña en el modelo biomecánico de Root, la evaluación de la marcha se convirtió en mi clave para desentrañar por qué a veces a alguien le duele, y dónde le duele. En la evaluación de la marcha, debe buscar signos de pronación o supinación excesiva o ambas (lo que se denomina inestabilidad medial-lateral), signos de pierna corta, signos de problemas de absorción de impacto, signos de cojera, músculos tensos, signos de músculos débiles o inestabilidades, y signos de problemas estructurales obvios como piernas arqueadas, rodillas juntas, tibias en varo, genu valgo, arcos altos, etc. Nunca tuve la sensación de perder el tiempo haciendo evaluaciones de la marcha, y creo que nadie más parece hacerlo.

También tuve un paciente que me dijo después de 4 años de tratamiento sin éxito que mi evaluación de la marcha era lo único que desbloqueaba la respuesta a su problema particular y su recuperación. ¿Soy un creyente?

¿Entonces, por dónde empezamos? Cuando ves a alguien caminar, incluso desde el punto de vista de un podólogo, quieres comenzar desde arriba. Necesitas al paciente en pantalones cortos, con la camisa metida, sin mirar a sus pies o caminar más despacio de lo normal. Desea que caminen de 5 a 10 veces hacia arriba y hacia abajo por el pasillo más largo al que pueda acceder para que puedan avanzar con normalidad. Por lo general, si tienen ortesis, primero los veo caminar con zapatos y sus ortesis, luego los zapatos atados firmemente sin sus ortesis. Quiero ver la diferencia en la marcha con y sin sus actuales ortesis. Luego los veré caminar descalzos para comprobar las diferencias con el calzado. Algunas personas son más estables con los zapatos que descalzos, y otras lo contrario. A veces, el entorno más estable es descalzo, con los zapatos en segundo lugar y los zapatos con las ortesis en tercer lugar. Tienes que mirar y hacer observaciones. Eres un científico haciendo observaciones. Intenta descartar las reglas generales, ya que hay muchas excepciones. Algunas ortesis requieren un ligero ajuste para mejorar, algunas necesitan ser retocadas. Algunos pacientes solo necesitan aprender el atado de cordones correcto, también llamado acordonado de corredores o cordón de estabilidad. A veces, los pacientes simplemente llegan con zapatos muy desgastados, y la evaluación adecuada de la función de las ortesis no ocurrirá hasta que compren un calzado mejor. También me gusta que los pacientes traigan de 2 a 4 pares de zapatos, especialmente lo que usan con frecuencia, así puedo ver cómo desgastan los zapatos.

50 ¿Qué factores no forman parte de la evaluación típica de la marcha?
1. Comparación biomecánica entre el uso de ortesis y sin ortesis.
2. Observando con qué factores (calzado, ortesis, etc.) el paciente es más estable.
3. Comenzando por los pies, buscando pistas sobre su estabilidad.
4. Caminar por un pasillo largo es suficiente.
5. Nunca mire a un paciente descalzo, ya que nunca está mucho tiempo descalzo en su vida real.
(ver apéndice 12)

Lista de verificación para la evaluación de la marcha

1. Inclinación de la cabeza (derecha o izquierda)
2. Caída de hombro
3. Oscilación asimétrica del brazo
4. Dominio a un lado
5. Movilidad troncal limitada vs. Movilidad troncal excesiva
6. Desplazamiento de cadera (derecha o izquierda)
7. Línea de la cintura (derecha o izquierda)
8. Rotación de la cadera (limitada, normal, excesiva)
9. Taloneo excesivo en fase de contacto (derecho o izquierdo o ambos)
10. Rotación limitada de la rodilla (derecha: recta frente a externa, izquierda: recta frente a externa)
11. Excesiva rotación interna de la rodilla (derecha o izquierda o ambas)
12. Movimiento de la articulación subastragalina en el contacto del talón (derecha: eversión, ninguna, inversión, izquierda: eversión, ninguna, inversión)
13. Colapso del arco (derecha o izquierda o ambas)
14. Simetría del colapso del arco (derecha más versus izquierda más)
15. Garras digitales (derecha o izquierda o ambas)
16. Ángulo de marcha (derecha: interna, recta, externa, izquierda: interna, recta, externa)
17. Otras observaciones estructurales: Pie Cavo, Pie Plano, Tibias varas, Genu valgo, etc.
18. Correlación con los síntomas y otras observaciones:

_____
_____
_____
_____
_____
_____

51 En general, ¿cuál de los siguientes problemas puede detectarse en la evaluación de la marcha?
1. Signos del síndrome de pierna corta.
2. Señales de pronación excesiva.
3. Señales de supinación excesiva.
4. Señales de mala absorción de impacto.
5. Signos de músculos débiles.
6. Signos de músculos tensos.
7. Todo lo anterior.
(ver apéndice 12)

Signos de posible síndrome de pierna corta

Signos comunes del síndrome de pierna corta
1. El paciente presenta un predominio del tiempo de carga en un lado de las extremidades.
2. Balanceo asimétrico del brazo (la pierna larga puede tener el brazo más cerca del cuerpo).
3. Hombro más bajo generalmente en el lado largo.
4. La inclinación de la cabeza es generalmente hacia el lado largo.
5. Más pronación o más supinación en un lado.
6. La altura del cinturón está en ángulo hacia un lado.

Dado que la evaluación de la marcha comienza en la cabeza, es apropiado comenzar nuestro examen buscando signos de síndrome de pierna corta. El síndrome de pierna corta en realidad se divide en estructural, donde una pierna es más corta, funcional, donde una cadera es más baja, que no es debido a huesos más cortos, o una discrepancia en la longitud de la pierna debido a una combinación tanto estructural como funcional. Con una pierna corta estructural, el fémur, la tibia o ambos son más cortos en un lado. Esto puede ser muy importante en el ajuste de la bicicleta.

En el caso funcional (como en cirugías para el dolor crónico de rodilla), las caderas están más baja y se hacen estragos en la pelvis y la espalda. Como podólogo, me concentro en la parte baja de la espalda, pero sé que toda la columna vertebral y los hombros se ven afectados con curvas para compensar la irregularidad de las caderas, la pelvis y el sacro. Los fisioterapeutas, al menos aquellos formados en la Estados Unidos, ven la desigualdad de la base del sacro en una radiografía Anteror-Posterior (AP) de Pelvis en carga. A medida que la columna se retuerce y compensa, la tensión y la debilidad asimétrica se producen en ambos lados de la columna, los discos se comprimen más en un lado, y generan el desarrollo de varias áreas de tensión neural.

Esto puede comenzar de manera simple en un niño con un pie más pronado que el otro, o después de un esguince de tobillo, un lado funciona más en posición supinada. La pronación colapsa el arco, mientras que la supinación levanta el arco. La pronación provoca la bajada de la altura de la cadera, la supinación levanta la altura de la cadera. Esta asimetría provoca irregularidades que provocan problemas de desarrollo.

¿Cuáles son los signos comunes del síndrome de pierna corta, también llamada discrepancia de longitud de extremidad, también llamada disimetría?
1. Inclinación de la cabeza en la zona cervical.
2. Hombro caído con los dedos de la mano más bajos en ese lado.
3. Oscilación asimétrica del brazo.
4. Cinturón caído o línea de cintura.
5. Inclinación hacia un lado (Dominio) que puede variar en la evaluación de la marcha.

52 ¿Qué afirmaciones son falsas en las discrepancias de longitud de pierna?
1. El dominio de las extremidades es en la pierna larga.
2. Hombro caído con los dedos de la mano más bajos de ese lado.
3. El lado más pronado es el lado más corto.
4. La radiografía AP Pelvis en carga sin taloneras es la radiografía más importante.
(ver apéndice 12)

Señales de pronación excesiva

Signos comunes de pronación excesiva
1. La rotación interna de las rodillas es excesiva.
2. La prominencia medial del tobillo.
3. Garras digitales en fase de apoyo medio.
4. "Abductory twist" en propulsión.
5. A veces se ve la eversión del talón.
6. El colapso del arco se nota cuando el paciente camina hacia usted.

He pasado toda mi vida podológica corrigiendo el exceso de pronación, por lo que puedo estar preparado para otro problema. He estado expuesto a muchos laboratorios, y este es el movimiento que destacan en todos los tratamientos.
¿Cuál es? La pronación excesiva, significa que existe eversión del talón en la fase de contacto inicial, aducción medial del pie hacia el otro pie, colapso del arco y dorsiflexión del primer metatarsiano en exceso (observando hallux limitus funcional en la evaluación de la marcha). Por excesivo, queremos decir que el pie puede estar moviéndose demasiado hacia adentro hacia el otro pie, o por un período de tiempo demasiado largo después de la fase de contacto en la fase de apoyo medio o la propulsión cuando el pie debe supinar, o que la pronación es demasiado rápida y produce una desviación en el cuerpo. Pero también puede implicar que el pie es rígido en una posición totalmente pronada como en un pie plano rígido (para mí esto es una absorción de impacto deficiente, o esta posición totalmente pronada puede estar mal alineada con el resto de las articulaciones).
Necesitamos la pronación para la absorción de impactos a medida que contactamos con el suelo. No queremos que sea en exceso, ni demasiado rápido, en el momento equivocado, o que termine poniendo nuestro cuerpo en posiciones anormales. Cuando veo a la gente caminar o correr, o andar en bicicleta, o bailar, etc., busco signos en el cuerpo de que no está alineado correctamente.
Cuando el cuerpo no está alineado de manera correcta, el pie no está centrado debajo del tobillo, la rodilla está demasiado hacia el otro pie, o simplemente un pie plano junto con una mala alineación del cuerpo y sin absorción de impacto. Esto no es solo un problema para caminar, sino un problema con la mayoría de los deportes de movimiento repetitivo.
La mecánica para la mayoría de estos deportes tiene necesidades básicas similares de movimiento efectivo en el plano sagital, no demasiadas desviaciones del plano transversal y frontal, y la alineación correcta de las partes del cuerpo una encima de la otra. Pude tratar a los bailarines de ballet fácilmente con mi biomecánica de la teoría de Root, ya que conocen estos defectos mecánicos desde el 1700.

53 ¿Qué no se consideraría pronación anormal?

1. Pronación demasiada rápida después del contacto con el talón.
2. Pronación demasiado prolongada después del contacto con el talón.
3. Pronación que hace girar excesivamente la rodilla internamente después del contacto con el talón.
4. Pronación hasta la vertical del talón en un paciente con 10 grados de varo tibial.
5. Pronación con eversión de 2 grados antes de la fase de apoyo medio.

 (ver apéndice 12)

Signos de supinación excesiva
Signos comunes de supinación excesiva

 1. Desplazamiento hacia lateral del peso corporal después del contacto con el talón
2. La inversión del talón se ve a veces en el contacto del talón.
 3. No hay rotación rotuliana interna en el contacto del talón.
4. La marcha parece muy rígida.

Cuando se observa a una persona caminar, los signos de supinación excesiva son el desplazamiento del peso hacia el lado lateral del pie, el giro hacia lateral del talón, la falta de pronación de la fase de contacto, la falta de rotación interna de la rodilla, la pérdida de absorción de impacto o ver alguna sacudida de la pierna en el contacto del talón, o extensión de la rodilla en el contacto. Estos problemas pueden presentarse ligeramente diferente entre cada paciente, mientras los observa caminando.

Todas estas, son pistas de que el pie no funciona normal para absorber el choque, no rota internamente la pierna o flexiona la rodilla. Recuerde que, la pronación de la fase de contacto es crucial para la función normal de la extremidad inferior.

Por alguna razón, a menos que haya un giro significativo hacia el exterior llamado inestabilidad lateral, muchos pacientes no pueden sentir este movimiento. Y es el gesto, con el cual, tengo más problemas para que mis estudiantes en la escuela de podología observen correctamente. De hecho, en la literatura de carrera, a menudo se le llama déficit de pronación en lugar de algo relacionado con el movimiento lateral o la supinación o la colocación en varo. Sin embargo, es el movimiento que puede ser más devastador para el cuerpo. En el Apéndice 2 habló sobre las 20 lesiones o ubicaciones de dolor relacionadas con este movimiento o posición del Síndrome de Supinación.

Es lo opuesto a lo que debería suceder en el contacto con el talón. Se necesita la pronación de la articulación subastragalina para absorber el choque y permitir que toda la extremidad inferior gire internamente suavemente hasta el final de la fase de contacto de la marcha. Hay muchos músculos que se contraen en o justo después del contacto con el talón para desacelerar el movimiento de pronación (tibial anterior, tibial posterior, gastrocnemio y sóleo, flexor largo del primer dedo, flexor largo de los dedos). Si el pie está supinando de manera anormal, los peroneos más débiles deben hacer un trabajo muy estresante para tratar de detener la supinación. No es de extrañar que se rompan con el movimiento de supinación anormal.

54 ¿Cuál de estos problemas no está relacionado con el uso excesivo de los tendones peroneos que intentan desacelerar la supinación anormal en el contacto del talón?
1. Tendinitis peroneal.
2. Fracturas de estrés del peroné.
3. Esguinces de tobillo de inversión.
4. Fracturas de estrés tibial.
(ver apéndice 12)

Cuando le pido a un paciente que camine, y generalmente con varios pares de zapatos, quiero que caminen a un ritmo normal y sientan cómo se distribuye el peso a través de sus metatarsianos y dedos de los pies en cada pie. Haré que se enfoquen en el pie derecho, y luego en el izquierdo, o viceversa. Los pies ideales, en los que no se prona ni se supina al despegar, es donde el peso pasa por el primero y el segundo metatarsiano (nunca solo el primero) o el peso no es muy uniforme para todos los metatarsianos. En un pie supinado al despegar, probablemente no sienta el apoyo del primer metatarsiano o del hallux.

Los pacientes entienden esto cuando comparan un pie con otro, y comparan con varios zapatos. He encontrado que esta es una habilidad increíble para enseñar a los pacientes cómo sentir el despegue, ya que ayudará a su proceso en la compra de calzado durante toda su vida. Sin embargo, la supinación en el contacto del talón generalmente nos perjudica de dos maneras. En primer lugar, tenemos supinación en el

contacto con el talón cuando deberíamos estar haciendo pronación y, en segundo lugar, tendremos una fase de apoyo medio tardío o un despegue prematuro. Para poder devolver el peso de lateral a medial, en este caso, el escenario más frecuente, es observar la pronación del pie. Diseñar ortesis para este pie, solo para el corregir la pronación, empeorará la supinación en el contacto del talón. Cuando tengo pacientes, que vienen para obtener una segunda opinión sobre sus ortesis de otros médicos, esta es una razón común por la cual sus ortesis actuales no funcionan bien.

55 A medida que avanza el peso a través de los metatarsianos y dedos de los pies, ¿dónde está el área ideal de apoyo por donde deba pasar el peso?
1. Despegue a través de los metatarsianos 1 y 2.
2. Despegue a través de los metatarsianos 3 y 4.
3. Despegue a través de los metatarsianos 4 y 5.
4. Despegue a través de los metatarsianos 2 y 3.
(ver apéndice 12)

Prefiero que alguien prone demasiado que provocar que supine un poco en el contacto del talón. Cada vez que prescriba un par de ortesis, debe asegurarse de no hacerlos supinar en exceso. Esta es una observación muy importante con la técnica de ortesis invertida, pero también muy importante con cualquier ortesis o selección de calzado. Me enseñaron que, si mis pacientes volvían quejándose de dolor medial en la rodilla después de recibir las ortesis, ajustáramos las ortesis para que pronaran más. Desafortunadamente, esto puede suceder cada vez que compran zapatos nuevos, por lo que un buen consejo podológico es asegurarse siempre de que no sienten que están desplazándose hacia el exterior cuando contactan con el talón, y en el despegue asegurarse de que estén haciéndolo a través del primer y segundo metatarsianos de manera uniforme. Tiendo a hacer que mis cazoletas sean muy profundas, digamos 21 o más mm de altura. Esto hace que el área del talón sea amplia. Esto puede crear un problema con la ortesis y que sienta el talón más estrecho. No solo debo detectar esto en la prescripción y hacer un estrechamiento de la ortesis para obtener un ajuste perfecto, sino que el paciente también debe ser consciente de esto cuando compre otros zapatos y sentir si la ortesis se ajusta correctamente. El paciente siempre debe probarse varios zapatos para experimentar la diferencia. Les explico que su nueva ortesis se sentirá diferente en cada zapato que se prueben y usen. Les explico que siempre deben sentirse estables y confort en la marcha. No debería haber dolor con el proceso de adaptación a las ortesis.

56 Si una ortesis obliga a un paciente a supinar en la fase de contacto con el talón, ¿cuál de estos síntomas generalmente no está relacionado?

1. Dolor en la línea articular de la rodilla medial.
2. Dolor sinusal tarso.
3. Dolor del tendón peroneo.
4. Dolor articular sacroilíaco.
(ver apéndice 12)

Una de las reglas generales que usan las tiendas de correr, que es tan errónea, es que los pies planos necesitan zapatos de estabilidad o de control de movimiento y los pies con arcos altos y rígidos, necesitan zapatos de amortiguación. Hay tantos problemas con esta regla general, que afecta a todos los tipos de pies. En los pies con arcos altos, en particular, puede ser devastador. Los pies con arcos altos (pie cavo) pueden ser rígidos (necesitando zapatos amortiguadores), o pueden ser lateralmente inestables (necesitan zapatos neutros lateralmente estables como Saucony Triumph, Brooks Ghost o Glycerin, Adidas NMD y New Balance 1540), y pueden ser sobrepronadores (que necesitan zapatos de estabilidad o control de movimiento). La regla general se ajusta solo a algunos de sus pacientes. Solo los pies de arcos altos representan el 10-15% de la población, y por lo tanto, el 5% de todos los consumidores de una zapatería serán supinadores. Sin embargo, con el 30% de todos los consumidores que usan ortesis con el riesgo de convertirse en supinadores con solo usar los zapatos incorrectos, ahora el 35% de todos los consumidores podrían salir de la tienda de calzado deportivo con los zapatos equivocados y hacer que supinen demasiado. Es nuestro trabajo, parte de nuestra profesión, educar a las tiendas sobre el problema de la supinación (apéndice 2).

57 Con un tipo de pie Cavo (también conocido como arcos altos), ¿qué movimiento se observa en el talón en la fase de contacto?
1. Pronación de la articulación subastragalina.

2. Supinación de la articulación subastragalina.

3. La articulación subastragalina no tiene movimiento.

4. Todo lo anterior.

(ver apéndice 12)

Señales de mala absorción de impacto

Señales comunes de mala absorción de choque.

1. Un fuerte sonido de golpeo de talón.

2. Baja actividad de los músculos después del contacto del talón.

3. La apariencia rígida de la extremidad inferior.

4. Supinación excesiva de la articulación subastragalina en el contacto del talón.

Cuando se observa a un paciente con poca absorción de impacto, sus piernas pueden conducir las fuerzas reactivas del suelo. Puedes ver una marcha totalmente pronada donde no hay más pronación en el contacto del talón, o una marcha lateralmente inestable, que evita la pronación amortiguadora del pie, pero de manera definitiva no se percibe la pronación de la fase de contacto de manera fluida.

Es el movimiento de la pronación del pie, la rotación interna de la pierna, con la flexión de la rodilla y la cadera lo que nos permite absorber el impacto en el contacto del talón (al correr, ese impacto puede variar más las posiciones del cuerpo que al caminar). Es posible que no veas ningún movimiento en los talones o en las rodillas. Puedes observar tanto el tronco superior como la extremidad superior rígidas. La inestabilidad lateral observada en el contacto del talón, causada por la supinación, desplaza lateralmente el peso corporal en la fase de contacto, y elimina la absorción de impacto natural que genera la pronación.

El movimiento lateral del talón puede deberse a deformidades estructurales como las tibia varas, calcáneo en varo o las deformaciones de antepié evertido con el primer radio en flexión plantar, o problemas funcionales como la debilidad de los tendones de los peroneos, esguinces de tobillo anteriores, zapatos nuevos o desgastados, que se vencen lateralmente. Es importante tener en cuenta que un pie plano con pronación severa puede estar funcionando en pronación máxima, por lo que aterrizará con enormes problemas de absorción de impactos. Ya no le queda movimiento de pronación para absorber el impacto. Estos pies pueden presentar problemas de vibraciones excesivas y también problemas de posición anormales, donde el pie en pronación está demasiado evertido en el talón o demasiado abducido en el tobillo y la pierna.

58 Observamos en la evaluación de la marcha a un paciente con dolor lumbar, que tiene dominio de una de las extremidades. ¿Qué problema puede causar este dominio de la extremidad?

1.Discrepancia de longitud de extremidades.

2.Pronación unilateral excesiva.

3.Supinación unilateral excesiva.

4.Baja Absorción de impacto.

5.Más de una causa.

(ver apéndice 12)

59 ¿Qué deformidad generalmente no es una causa de supinación excesiva?

1. Valgo del antepié.
2. Varo del antepié.
3. Varo tibial.
4. Genu valgo.
5. Esguinces de tobillo severos previos.
 (ver apéndice 12)

Signos de posible equino

Signos comunes de equino
1. Despegue prematuro de talón.
2. Marcha inestable con talones que apenas tocan el suelo.
3. Genu recurvatum con extensión excesiva de la rodilla.
4. Pronación excesiva, típicamente con marcha en abducción.
5. El colapso del mediopié después de levantar el talón.

Mientras observamos a alguien caminar, hay observaciones comunes en los tendones de Aquiles acortados. Algunos de los problemas se deben típicamente al colapso de la mediotarsiana, ya que la falta de flexión dorsal de la articulación del tobillo (principalmente una fuerza del plano sagital) genera una fuerza dorsiflexora anormal en la mediotarsiana. La regla en mecánica es que, si se limita el movimiento en una articulación, las articulaciones superiores o inferiores deben soportar la tensión. En el tobillo equino, con una dorsiflexión articular limitada, que se realiza principalmente en el plano sagital, la fuerza creada por el cuerpo para intentar la compensación es muy destructiva. Los dos problemas más patológicos del plano sagital causados por las fuerzas equinas son: una fuerza de genu recurvatum, que puede dañar la rodilla, o el colapso del plano sagital de la articulación subastragalina y mediotarsiana con una pronación que conduce a la destrucción del mediopié y al desarrollo de un pie aplanado.

Una de las funciones más importantes de un podólogo es, evaluar a los niños en busca de signos de equino y tomar medidas para revertir esta poderosa fuerza. El problema más común del estiramiento de Aquiles involucra al gastrocnemio, el sóleo y la fascia plantar, y va desde la parte más alta hasta la parte más baja de los músculos de la pantorrilla y del tendón de Aquiles.
El estiramiento debe durar 30 segundos cada uno o 5 respiraciones profundas. Ocasionalmente, un fisioterapeuta debe participar en la movilización profunda de la pantorrilla de 4-8 sesiones. Cuando existe el caso de contractura excesiva, se necesita un calor prolongado, continuado con la rutina con hielo, que se describirá en el Apéndice 7.

Despegue prematuro del talón

Como se acaba de mencionar, una deformidad en el plano sagital como los tendones de Aquiles cortos, compensa principalmente en este plano. Los Doctores Root y Weed enseñaron esta regla general para ayudar a los estudiantes y cirujanos a comprender qué fuerzas se pueden controlar con ortesis y cuáles no se pueden controlar, y necesitan otras formas de tratamiento. El despegue prematuro del talón significa que el talón se levanta antes de la mitad de la fase de apoyo medio, cuando el peso del cuerpo está aún sobre el tobillo y no anterior al tobillo.

Esto se produce cuando el tobillo no posee 10 grados de dorsiflexión, que es lo normal y puede asociarse transitoriamente con el crecimiento, donde los huesos de los niños crecen más rápido que los tendones. También puede ocurrir en cualquier momento de la vida en que dejamos que nuestro Aquiles se acorte demasiado. Es muy importante medir cuidadosamente la flexibilidad del Aquiles con el" gold standar", que es la dorsiflexión de la articulación del tobillo con la articulación subastragalina neutra, como se describe en el Apéndice 5.

Se estableció que el movimiento normal del despegue de talón, se produce cuando tenemos 10 grados de dorsiflexión del tobillo con la articulación subastragalina cerca de la posición neutra. Esta técnica de examen tiene una gran fiabilidad para el examinador. Si no ves algunos de los signos de equino, o no lo sabes medir todavía, sería importante trabajar con sus colegas o profesores para ver cuál es el error de su examen. El error más común es permitir que la articulación subastragalina prone mientras se realiza la flexiondorsal el tobillo, lo que puede proporcionarle 10-15 grados de más. Por supuesto, el despegue prematuro del talón puede ser totalmente neurológico (hiperactividad de los músculos de la pantorrilla) y no tiene nada que ver con la rigidez de Aquiles.

Marcha de puntillas

Esta es una extensión del despegue prematuro del talón, donde los talones generalmente no pasan mucho tiempo, si es que lo hacen, en el suelo. Como en todas las condiciones de equino, esto se puede ver en el crecimiento de los niños. Los modos de andar de puntillas también se observan en los sistemas nerviosos hiperactivos un poco más que los pacientes con despegue prematuro del talón. Muchos de mis pacientes que andan de puntillas no tienen equino. Por lo tanto, tenemos que medir la flexibilidad para ver a qué nos enfrentamos para poder iniciar un tratamiento adecuado. Los patrones del despegue de talón prematuro y la marcha de puntilla no son tan graves si no hay un equino asociado. Ambos sobrecargan los metatarsianos y pueden desarrollar dolor. Los corredores de antepié, con o sin equino, pueden tener una marcha de puntillas.

Genu Recurvatum

Aquí es donde la capacidad de reconocer y rehabilitar adecuadamente el equino puede prevenir el daño a largo plazo de las articulaciones de la rodilla. La fuerza del genu recurvatum es producida por un gastrocnemio tenso, que cruza el eje de la articulación de la rodilla, originado en la parte posterior del fémur. La musculatura tensa tira del fémur hacia atrás e inferiormente sobre la tibia. Se ve que la rodilla se dobla un poco hacia atrás o se hiperextiende cuando debería flexionarse en el contacto del talón y en la primera parte de la fase de apoyo medio. Para algunos clínicos, la rodilla se ve demasiado recta, y esa pérdida de flexión de la rodilla después del contacto con el talón significa que la articulación de la rodilla estará rígida. Es una fuerza tan fuerte que incluso su tratamiento tiene dificultades.

Si le pide a estos pacientes que estiren el gastrocnemio con la rodilla recta, la rodilla puede extenderse demasiado en el proceso, empeorando las cosas. Este paciente debe mantener la articulación de la rodilla muy ligeramente flexionada mientras estira, haciéndolo un proceso más lento. Si sospecha de esta condición, es bueno tener al paciente en pantalones ajustados o pantalones cortos al medir.

A medida que flexiona el tobillo, observe cuidadosamente la articulación de la rodilla y detenga la medición ante cualquier signo de fuerza recurrente en la articulación de la rodilla. El paciente realmente hiperextiende la rodilla durante el proceso de medición para intentar obtener más dorsiflexión del tobillo.

Marcha en abducción

Este es un ejemplo de una fuerza del plano sagital que compensa en el plano transversal. En general, la compensación por cualquier problema ocurre de la manera más fácil posible. Por lo tanto, los pacientes con Aquiles muy fuertes y tensos compensan hacia una marcha de puntillas hasta cierto punto. Los pacientes con algo de marcha en abducción pueden compensar simplemente haciendo un poco más de abducción. Pero, ¿quién provoca realmente esto? Si carece de dorsiflexión normal de la articulación del tobillo, al girar en abducción el pie, puede usar la pronación de la articulación subastragalina en lugar de la dorsiflexión de la articulación del tobillo para avanzar. El

Dr. Root enfatizó que las fuerzas del plano frontal eran las más fáciles de tratar, el segundo el plano sagital y el plano transversal el más difícil. Reconociendo que la marcha en abducción es una compensación del plano transversal, el éxito del tratamiento del equino y la biomecánica general será más fácil.

El colapso del arco en la fase final de apoyo medio y en la fase propulsiva

A medida que el paciente camina, se realiza la secuencia desde el contacto con el talón seguido de la fase de apoyo medio y luego la fase propulsiva. Con el equino de tobillo, a medida que el paciente llega a la fase de apoyo medio, la tibia no puede avanzar hacia adelante debido a la rigidez del tobillo, por lo que la articulación subastragalina permanece pronada manteniendo la articulación mediotarsiana desbloqueada. Esta laxitud de la articulación mediotarsiana permite que el arco se colapse junto con la dorsiflexión del primer radio, lo que ayuda fácilmente al cuerpo a avanzar, generando un pie pronado. Es la pronación prolongada de la articulación subastragalina, junto con la pronación del eje oblicuo de la articulación mediotarsiana, la dorsiflexión del primer radio y la supinación del eje longitudinal de la articulación mediotarsiana lo que hace esto. Todos estos movimientos o posiciones anormales pueden ser devastadores para el pie, generando juanetes, hallux limitus, dedos en martillo, neuromas, fascitis plantar, etc., (consulte el Apéndice 1 y los síntomas por pronación del pie).

60 El equino es una fuerza tan poderosa sobre el cuerpo y la extremidad inferior que los signos de la marcha son numerosos y perjudiciales. ¿Cuál de los siguientes es un signo común del equino?
1. Marcha en abducción.
2. Despegue prematuro del talón.
3. Pronación excesiva.
4. Colapso del arco del mediopié.

Signos de músculos débiles

Signos comunes de músculos severamente débiles
 1. Colapso del arco medial por un tendón tibial posterior débil.
2. Falta de elevación del talón por un Aquiles débil.
3. Excesiva rotación rotuliana interna con rotadores externos de cadera débiles
 4. Inclinación hacia un lado por abductores de cadera débiles.
5. Inestabilidad lateral de fase de contacto por tendones peroneos débiles.
Mientras observa a alguien realizar una actividad, hay movimientos normales que demuestran la técnica o forma adecuada para esa actividad. Esto se aplica a las actividades básicas de caminar y correr, pero también al ballet, ciclismo, remo, press de banca, etc.

Al observar estas actividades, los músculos débiles pueden presentarse como un problema sutil o muy grave. La mayoría se recogen en la prueba muscular y la clasificación de los músculos. Todos sabemos que cuando los pacientes presentan dolor de rodilla tenemos que evaluar la fuerza de los cuádriceps y los isquiotibiales, pero tal vez el problema real sea más sutil, el glúteo medio o la debilidad de la musculatura posterior de la tibia o el sóleo. Entonces, hay detalles sutiles, incluso en las pruebas manuales. La evaluación de la marcha sugiere puntos débiles en el patrón de movimiento observado. Después de observar varias veces los patrones de movimiento, puede ser divertido ver si hay músculos débiles involucrados. Muy a menudo con nuestros atletas, el examen debe hacerse después de que el atleta fatigue el músculo en la actividad física, pero eso puede no ser práctico en el entorno de la oficina. Si mi examen no coincide con los hallazgos sospechosos del examen físico, a menudo les pido a mis pacientes que hagan ejercicio durante al menos una hora justo antes de su próximo examen, si fuera posible. Discutamos un por uno los signos de musculatura débil.

Colapso del arco

Mientras observamos a un paciente caminar, notamos el colapso del arco medial en uno o ambos lados. Por supuesto, como con todos los movimientos, puede ser causada por una sola debilidad muscular, un grupo completo de músculos, o no tener nada que ver con un músculo débil (por ejemplo, desgarro del ligamento spring o deformidad en varo del antepié y su compensación). Pero sabemos que este hallazgo, de un arco excesivamente colapsado, es un problema que no forma parte del movimiento normal de caminar, y queremos investigar más acerca del problema. El Apéndice 1 explica todos los lugares donde el dolor puede desarrollarse por pronación excesiva, por lo que este mismo paciente puede presentar 2-3 o más problemas que no se relacionan con el colapso del arco.

Estos problemas pueden estar en sus pies, tobillos, rodillas, caderas y espalda baja. Sin embargo, todos o parte de estos patrones de dolor pueden haberse desarrollado por esta pronación excesiva y mejorarán con los tratamientos para la pronación excesiva. Recientemente tuve una paciente que 15 de sus 17 quejas de extremidades inferiores fueron mejoradas después de que se hizo unas buenas ortesis. Sabía que pronaba y eso causaba dolor en el arco y algunos síntomas en el tobillo, pero no se dio cuenta de que la mayoría de sus quejas (rodillas, caderas, espalda y cuello) también estaban relacionadas. No mejoró hasta que recibió una ortesis con bastante corrección, entonces la mayoría de sus síntomas comenzaron a desaparecer.

En el paciente anterior, el colapso del arco fue grave y fue causado por un tendón tibial posterior muy débil (DTTP Etapa 2). A veces, es el tendón tibial anterior el que puede ser un problema, o también parte del problema. El complejo de Aquiles sirve de ayuda a nivel medial, desacelera la pronación de la fase de contacto y provoca la supinación del talón al empezar a levantar el talón, por lo que la debilidad también puede causar pronación con desestabilización de la columna medial. El tratamiento no solo se enfoca en dar sostén al tejido sometido al estrés por el colapso del arco, sino también de manera conjunta se prescribe un programa de fortalecimiento muy completo. El vendaje y las ortesis pueden ser temporales o permanente, pero

definitivamente son necesarios hasta que el tejido se recupere.

Con la controversia del minimalismo, llegó una comprensión más clara de que las ortesis para algunos problemas son yesos necesarios que solo se necesitan en la Fase de Inmovilización de una lesión, algunas se necesitan solo durante las 3 Fases de Rehabilitación, y algunas permanentemente en actividades de alto estrés. Si un paciente puede vivir con una discapacidad general limitada o nula, no recomendaría la cirugía del pie que presenta colapso del arco. Los casos que veo de pies planos adquiridos en adultos que pueden necesitar cirugía, los derivo con un cirujano en quien confío para realizar dicha cirugía.

Elevación deficiente del talón

A medida que su cuerpo se mueve en la marcha, al final de la fase de apoyo medio, su talón debe levantarse del suelo a medida que el peso del cuerpo se transfiere hacia adelante. En la propulsión, después del despegue del talón, el peso corporal se transfiere suavemente al otro pie que está comenzando la fase de contacto. Cuando ese despegue del talón no ocurre, el paciente se desplaza hacia delante con dificultad, esa marcha recibe el nombre de marcha apropulsiva. Esta es una marcha muy perjudicial. Hay un peso excesivo en los talones y el antepié, las caderas deben levantar los pies del suelo con una flexión excesiva de la cadera llamada marcha escalonada. Las rodillas están rígidas en la mitad de la fase de apoyo medio, es difícil pasar por alto este problema. El historial típico del paciente es que, siente dolor o molestias en la parte baja de la espalda con dolor neurológico, o es alguien con un tendón de Aquiles muy débil, o tendones lesionados anteriormente. La capacidad de elevar un talón no solo es vital para la marcha normal, es vital para todas las actividades en carga, y debería ser parte de nuestro examen cuando se detecta una elevación de talón deficiente.

Excesiva rotación rotuliana interna

La "rótula en rotación interna" se produce por una rotación interna excesiva del fémur en la fase de contacto de la marcha. En realidad, solo se puede ver en un lado, o en ambos. Se puede observar al caminar y al correr, o simplemente con las fuerzas generadas al correr. A medida que el pie aterriza en el suelo, el miembro inferior gira internamente. La rotación interna puede ser excesiva en cantidad, velocidad o duración. Por supuesto, una rótula excesivamente interna puede ser puramente estructural, causada por una torsión femoral interna. El examen biomecánico típico mide la rotación interna y externa de la cadera, que debería ser bastante similar y señala problemas estructurales si se observan más grados de rotación interna o externa en el examen pasivo. Luego se evalúa la fuerza muscular y la flexibilidad de los rotadores internos y externos. Se encuentran dos hallazgos comunes: solo rotadores externos débiles, o ambos, rotadores internos y externos débiles. De cualquier manera, después de tocar el suelo, los rotadores externos de la cadera deben desacelerar la rotación interna del fémur. Si son débiles, la rotación interna puede provocar: demasiado movimiento, prolongarse en el tiempo, demasiada velocidad o una rodilla desalineada (no alineada correctamente en su eje).

La rótula parece desplazarse hacia dentro. Dominancia hacia un lado (inclinación lateral), cuando ves a un paciente caminar por el pasillo, me encanta que haga esta actividad varias veces para buscar patrones. Si observa un ligero desplazamiento hacia un lado, ya sea que estén caminando hacia usted o alejándose de usted, podría significar que tienen un síndrome de pierna corta. La regla general, que tiene muchas excepciones, es que nos desplazamos hacia (dominante) a nuestro lado más largo. Esta es, la causa más común de dominio de las extremidades. Una causa menos común de esta inclinación lateral, son tener los abductores de la cadera débiles. A medida que el paciente carga el pie que soporta el peso corporal, si los abductores de la cadera son débiles, el cuerpo se cae o se inclina hacia el lado opuesto, generando un "signo de trendelemburg positivo". Esto es opuesto en los casos en que hay inestabilidad del tronco y el cuerpo se desplaza sobre la cadera en carga para buscar la estabilidad.

Por supuesto, puede ser puramente causado por una marcha antiálgica, donde el paciente se aleja del dolor (como en la artritis de cadera). Por lo tanto, si está observando a un paciente que no puede mantenerse centrado o alineado correctamente, mientras camina y se inclina hacia un lado, verifique si hay abductores débiles, síndrome de pierna corta, rango de movimiento limitado de la cadera y también un buen historial de su cadera, pelvis y dolor lumbar. Usted puede ser el que ayude a alguien a decidir sobre el reemplazo de cadera, la evaluación de la espalda baja, la evaluación de fisioterapia y, por supuesto, la consulta del médico adecuada. Recientemente traté a un paciente con dolor de cadera en el lado hacia el que se desplazaba. La inyección de cortisona para una bursitis de cadera no fue útil. Tres opiniones diferentes surgieron con 3 fuentes de dolor: la parte baja de la espalda, la cadera y el dolor referido desde la rodilla. Se encontró y se trató una diferencia de longitud de miembros de 19-20mm, y todos los síntomas desaparecieron. El reemplazo de cadera ya programado fue cancelado de manera indefinida.

Inestabilidad lateral en la fase de contacto

La supinación excesiva, también llamada déficit de pronación, o inestabilidad lateral no debe ocurrir después del contacto con el talón. En la fase de contacto el pie debe estar pronando junto con la rotación interna de la extremidad inferior. Esta pronación del pie hace que sea más adaptable al suelo irregular. Esta pronación del pie también nos permite absorber los impactos en la fase de contacto, junto con la flexión de rodilla y de cadera. Siempre he dicho que preferiría que un paciente pronara en exceso antes que supinara un poco en el momento equivocado. A medida que supina y la carga de peso se desplaza lateralmente, los tendones peroneos (largo, corto y tercero) intentan estabilizar el lado lateral del pie y el tobillo. Si estos tendones son débiles, o no se fortalecen después de un esguince de tobillo, no pueden proteger al tobillo por la parte lateral y puede producirse en cualquier momento una inversión patológica. Puedes observar a una chica joven que tiene una mecánica normal, pero los tendones peroneos son tan débiles que no puede usar

tacones altos o patines de hielo. Un buen programa de fortalecimiento para los tendones peroneos puede estabilizar completamente el tobillo en el 80% de los pacientes. El 20% puede necesitar tobilleras, férulas altas, vendaje y / o tratamientos quirúrgicos.

61 Mientras observamos la marcha, hay muchas señales de que nuestros músculos no están funcionando bien. Haga coincidir los siguientes músculos débiles con su hallazgo en la marcha.
1. Debilidad tibial posterior.
2. Debilidad del rotador externo de cadera.
3. Debilidad de Aquiles / sóleo.
4. Debilidad del abductor de cadera.
5. Debilidad peroneal.
Hallazgo:
1. Inestabilidad lateral del tobillo.
2. Excesiva inclinación de la cadera (dominación lateral).
3. Pronación excesiva.
4. Rotación femoral interna excesiva.
5. Ausencia de elevación del talón.
 (ver apéndice 12)

Ejemplos de hallazgos de la marcha y opciones de tratamiento

Ejemplo #1
Un corredor se presenta después de desarrollar dolor en la rodilla izquierda en una larga carrera de entrenamiento preparándose para la maratón de San Francisco, que es en dos meses. La evaluación de la marcha reveló un dominio (o desplazamiento del cuerpo) hacia el lado izquierdo que sugiere al menos más carga de peso en el lado izquierdo lesionado y tal vez

un síndrome de pierna corta. Este dominio del lado lesionado también es significativo debido al hecho de que es lo opuesto a lo que necesitamos, quitar carga a la lesión. La rodilla izquierda tenía una rotación interna acentuada en la fase de contacto del talón, siendo esta la rodilla por la que nuestro corredor se quejaba. El talón se estaba invirtiendo realmente en el contacto del talón (fuerza opuesta de la rotación interna de la rodilla). Luego se le pidió al paciente que corriera arriba y abajo por el pasillo con las zapatillas que trajeron a la oficina. Era un par nuevo, ya que los habían comprado con la esperanza de que aclararían el problema de la rodilla. Le pedí a la paciente que trajera el par que llevaba puesto cuando se lastimó la rodilla a la próxima visita.

Recuerde la regla del 3 al evaluar estas lesiones por uso excesivo. Cualquier lesión, donde el tejido está tan estresado que comienza a dañarse, generalmente tiene al menos 3 causas. Esta es la razón por la cual un paciente con sobrecarga de trabajo, o exceso de pronación, o que usa zapatos inadecuados, puede desarrollar dolor en la rodilla, o en la tibia, u otro dolor en el pie, etc. Es una investigación divertida que, por supuesto, debe iniciarse en la primera visita sobre el nuevo problema o la nueva lesión. En este caso, la rodilla izquierda estaba estresada por:
1. Una inadecuada base de entrenamiento y un programa abusivo (tenía que conseguir correr hasta 24 km, solo dos meses después de comenzar a correr)
2. Un dominio hacia la izquierda probablemente colocando un 20% o más de peso en el lado izquierdo (más tarde se descubrió que era la pierna larga, con 6mm de diferencia).
3. Excesiva rotación interna rotuliana causada por rotadores externos de cadera muy débiles (que mejorarían rápidamente con un programa de fortalecimiento apropiado).
4. Calzado deportivo con poca estabilidad que causaban supinación y amortiguación excesiva en la fase de contacto (descubierto en la segunda visita)
5. Otros componentes descubiertos en visitas posteriores fueron cuádriceps débiles, isquiotibiales contracturados y bajo contenido de vitamina D (no estoy seguro si hubo una relación aquí)

Entonces, la evaluación de la marcha señaló el camino hacia varios problemas que eran fáciles de corregir, a largo plazo. Esta paciente en particular continuaría corriendo varios maratones en los próximos años con rotadores externos de cadera y cuádriceps fuertes, un programa de entrenamiento adecuado y más seguro, zapatillas Brooks Glycerin, y una ortesis con una ligera cuña en valgo, para su supinación. Ella sabe que tiene una pierna más larga y, algún día, tal vez sea necesario tratarla. Ella revirtió la deficiencia de vitamina D, para mejorar su densidad ósea. Su médico de atención primaria pensó que, a los 32 años, y sin antecedentes de fracturas, no sería necesario una exploración de densidad ósea para este caso. Se necesitaron 6 meses para fortalecer los rotadores externos de cadera, e inicialmente, el fisioterapeuta no aisló los rotadores externos de cadera lo suficiente y no estiró la parte superior contracturada de los isquiotibiales. Cuando imagina que el corredor principiante promedio deja de correr al año después de comenzar debido a las lesiones, los corredores aprecian este tipo de enfoque hacia el bienestar y la prevención a largo plazo. Este ejemplo también señala que no se necesita corregir siempre todo a la vez.

Ejemplo # 2

Mujer de 76 años que notó dolor en el lado externo de su pie izquierdo ,6 meses antes de su cita había empeorado y se había vuelto más limitante. También notó algo de aplanamiento de su pie izquierdo en los últimos meses. La evaluación de la marcha mostró marcadamente más pronación en el pie izquierdo en comparación con el pie derecho no afectado, con el talón valgo solo observado en el lado izquierdo. Ella notó hinchazón en la zona medial, pero el dolor solo se localizaba lateral. Obviamente, estamos tratando una disfunción del tendón tibial posterior, pero no es la ubicación habitual del dolor. Al usar nuevamente nuestra Regla de 3, el examen encontró (más de 3 de seguro):

1. Tendón tibial posterior muy débil
2. Tendón de Aquiles muy débil con elongaciones.
3. Posición relajada de calcáneo en apoyo de 12 grados en valgo, en el lado izquierdo, y de 3 grados en valgo en el lado derecho.
4. La tendencia a usar siempre tacones o zapatos planos.
5. Esguince de tobillo izquierdo hace 30 años, con rehabilitación cuestionable.
6. Ni una pizca de actividad deportiva o conciencia de salud corporal en nuestras conversaciones.
7. Sobrepeso.

8. Inactiva toda su vida (profesión en oficina hasta la jubilación a los 71 años).

La evaluación de la marcha señaló que el problema de pronación es mayor en el pie izquierdo que el pie derecho. El valgo de talón más significativo se hubiera perdido sino hubiéramos realizado el análisis de la marcha. Había estado lidiando con músculos débiles durante mucho tiempo, pero ahora el talón en valgo estaba causando un pinchazo lateral en el tobillo. La resonancia magnética mostró algunas irregularidades en el tendón del tibial posterior pero sin rotura.

Realmente tenía dolor por pronación, pero no tenía dolor de disfunción del tendón tibial posterior. Sabía que había descuidado su salud, pero luchó para eliminar el estrés lateral del tobillo y fue bastante fácil de tratar algunas cosas.

Las 6 cosas que cambiaron sus síntomas:

1. Zapatos estables y cuña de varo de 12mm (6mm para el lado derecho no afectado).
2. Se unió a Weight Watchers y perdió 10kg en 3 meses.
3. Comenzó un programa de fortalecimiento de un año para el tibial posterior, Aquiles, equilibrio de una sola pierna, fortalecimiento de los rotadores externos de la cadera (probablemente había duplicado su fuerza inicial en los primeros 2 meses).
4. Aplicación de hielo 3 veces al día como antiinflamatorio.
5. Leukotape para evitar la eversión del talón (ayuda a la cuña en varo).
https://youtu.be/AcSSyBfFocE
6. Varios zapatos más elegantes que no podían alojar la cuña interna en varo, tenían una cuña en varo en la suela de 12mm aplicada en toda su longitud por un zapatero local. No estoy mencionando las ortesis

funcionales que recibió, en las cosas que ayudan en la supinación del pie porque estaba mucho mejor meses antes de que se las entregara, y en realidad nunca la vi usarlos, excepto en la revisión del tratamiento a los 4 meses.

Le prescribí ortesis altamente correctivas, 35 grados para el pie izquierdo y 20 grados para el pie derecho con menor pronación.

Se hicieron versiones para la actividad física y para diario, debido a que su compañía Medicare no cubría las ortesis, ella pagó esta parte de los tratamientos. En la consulta dijo que usaba unas botas de montaña normalmente, pero siempre acudía a las visitas con zapatos de vestir y suela con algo de cuña. Los zapatos que trajo el día de entrega de las ortesis no se ajustaban a ninguno de los dos tipos de calzados, así que en realidad nunca la vi usarlas. Le dije que era fácil de tratar, porque recuerdo que el primer podólogo que la vio usó de inmediato la palabra "S" de "surgery" (cirugía). Este podólogo la observó caminar y vio la pronación patológica. Fue catalogada de inmediato como paciente con pie plano adquirido en el adulto, y sin resonancia magnética ni mucha reflexión más, la había programado para la reconstrucción del pie plano que incluía osteotomías del calcáneo, la fusión de alguna articulación y la reparación de algunos tendones. Ella solo me vio porque había tratado con anterioridad a un amigo suyo y le dijo al menos que obtuviera otra opinión antes de la cirugía. Solo la vi cinco veces, con un mes de diferencia. La primera visita fue de una hora y hablamos sobre la cirugía durante los 45 minutos de la visita. Las siguientes visitas fueron de 30 minutos cada una y en cada visita hablamos de la cirugía cada vez menos. La última visita, cuando estaba completamente sin dolor, caminando 30 minutos al día, no hubo discusión sobre la cirugía hasta que cuando salió de la oficina se dio la vuelta y dijo: "¿Cómo sabré cuándo necesito cirugía?" El poder de las palabras. La vi un año después para un seguimiento y una uña encarnada, parecía 20 años más joven, perdió 16kg de peso, hacía ejercicio regularmente y no decía la palabra "S" en absoluto.

62 La evaluación de la marcha es crucial para el tratamiento de muchos problemas de las extremidades inferiores. La evaluación adecuada de la marcha debe realizarse con zapatos nuevos y viejos. Si el paciente es un atleta, la evaluación de la marcha debe incluir correr porque puede correr muy diferente a cuando camina. ¿Cuál de las siguientes reglas no se aplica a la evaluación de la marcha?

1. Siempre debe ver a un corredor correr en la primera visita ya que puede afectar al tratamiento.
2. A los pacientes que llamen para su primera cita se les debe pedir que traigan los zapatos que usan normalmente.
3. Se debe decir a los pacientes que traigan una zapatilla deportiva o de atletismo con el mayor desgaste.
4. No se deben tomar decisiones de tratamiento sobre el calzado y las ortesis cuando el paciente cojea o no puede correr o caminar.

(ver apéndice 12)

63 Un movimiento anormal como la pronación excesiva del retropié afecta al eslabón más débil de la cadena. Esto puede ser en el pie, tobillo, pierna, rodilla, cadera o espalda baja. ¿Cuál de las siguientes no es la razón por la cual el área de inserción tibial posterior duele?
1. Pronación excesiva.
2. Tendón tibial posterior débil.
3. Metatarsus Primus Elevatus.
4. Tendón peroneo corto débil.
5. Tendón de Aquiles débil.
6. Escafoides accesorio.
(ver apéndice 12)

Apéndice 5: Componentes básicos de un examen biomecánico de la extremidad inferior

Hay muchos componentes básicos para un examen biomecánico de la extremidad inferior. El "Examen biomecánico" que utilizo se resume aquí y enfatizaré la importancia de cada parte. Varios maestros del examen biomecánico pueden tener y tendrán su propia versión. Cada estudiante debe aprender todos los aspectos de un buen examen biomecánico, y los profesionales deben usar los aspectos necesarios de este examen, que se adapten a cada paciente de manera individual. Me encanta hacer observaciones caminando primero, luego de pie y finalmente acostado (decúbito prono y luego en decúbito supino). La Lista de verificación de la evaluación de la marcha en el Apéndice 4 es más exhaustiva y puede reemplazar los resultados de la marcha como parte del examen biomecánico.

Nombre del paciente_____

Fecha_____

Hallazgos de la marcha:
Plano de compensación
(Derecha) Sagital_____
(Izquierda) Sagital_____
(Derecha) Transversal_____
(Izquierda) Transversal_____
(Derecha) Frontal_____
(Izquierda) Frontal_____
Problemas transversales de cadera / rodilla y plano frontal
(Derecha)_____
(Izquierda)_____

Resumen de los resultados de la marcha
(Derecho)_____
_____
_____
_____
____
(Izquierda)_____
_____
_____
_____
____

Resultados en bipedestación:

Marcas en las disimetrías
Crestas ilíacas superior_____
Espinas ilíacas anterosuperiores Superior

_____
Trocantes Mayores superior _____
Espinas ilíacas posterosuperior
Superior_____

Estructura general
(Derecho)_____

_____

___

(Izquierda)_____

_____

___

PRCA
(Derecho)_____
(Izquierda)_____

PNCA
(Derecha)_____
(Izquierda)_____

Posición neutra tibial
(Derecha)_____
(Izquierda)_____

Hallux Limitus funcional (descalzo)
(Derecha)_____
(Izquierda)_____

Con ortesis
(Derecha)_____
(Izquierda)_____

Maniobra de Hubscher (Prueba Test de Jack)
(Derecha) _____
(Izquierda) _____

Test de puntillas (single heel rise test)
(Derecha)_____
(Izquierda)_____

Equilibrio de una pierna
(Derecho)_____
(Izquierda)_____

Paciente decúbito prono:
Flexión dorsal de tobillo
(Derecha) recta_____
doblada_____
(Izquierda) recta_____
doblada_____
Deformidad del antepié
(Derecha)_____
(Izquierda)_____
Después de la reducción de la deformidad (si es varo)
(Derecha) _____
(Izquierda) _____

Rango de movimiento del primer radio
Derecha (arriba) _____ (abajo) _____
Izquierda (arriba) _____ (abajo) _____

Posición neutra de la articulación subastragalina
(Derecha) Inv___Ev___ N___
(Izquierda) Inv____Ev____ N___

Paciente en decúbito supino:

Eje de la articulación subastragalina
(Derecha)_____
(Izquierda)_____

Rango de movimiento de la articulación mediotarsiana
(Derecha)_____
(Izquierda)_____

Pruebas de fuerza
(Derecha) Inversión_____
(Izquierda) Inversión_____
(Derecha) Eversión_____
(Izquierda) Eversión_____
(Derecha) Dorsiflexión_____
(Izquierda) Dorsiflexión_____

Esto representa mi evaluación biomecánica básica para tener una idea de las fuerzas que están causando la lesión y cuales deben revertirse (aquellas que puedo tratar de alguna manera). Estas no son todas mis herramientas de evaluación biomecánica, y tampoco lo deberían ser para usted.

La siguiente lista son otras evaluaciones comunes que se realizan esporádicamente en función de los problemas del paciente:

1. Rango de movimiento de la cadera (problemas de dolor de cadera u obtener una valoración general de los problemas internos y externos de la cadera).
2. Torsión maleolar (valoración general de los problemas internos y externos de la tibia).
3. Ángulo de marcha (valoración general de problemas internos y externos, y problemas de pronación o supinación).
4. Fuerza y flexibilidad de los cuádriceps y los isquiotibiales (problemas de dolor de rodilla u obtener una valoración general de la marcha o fuerzas equinas).
5. Arco metatarsiano (valoración general de cada posicionamiento de los metatarsianos y sus problemas).

6. Otras pruebas de fuerza muscular apropiadas para la lesión o los resultados de la marcha.

Creo que cada profesor de biomecánica es bueno que tenga sus propias versiones. Esta es una versión modificada de lo que aprendí hace 43 años. Lo básico para que tanto el estudiante como el profesional aprendan de su examen es:
1. ¿Cuánta estabilidad posee este paciente?
2. ¿Cómo de fácil será para mí hacerlo más estable?
3. ¿Cómo de fuerte es el paciente?
4. ¿Cómo se compara estructuralmente lo que encuentro en la camilla, con lo que encuentro en la marcha?

Hay muchos componentes para la evaluación del pie que utiliza un especialista biomecánico para evaluar a sus pacientes y determinar los planes de tratamiento. Estos exámenes son los hallazgos cruciales en una evaluación biomecánica completa. Algunos podólogos siempre realizan cada examen en un cierto orden. Es crucial que ocurra un orden como este en las escuelas de medicina podiátrica, y en talleres o seminarios biomecánicos, ya que se necesita práctica para tener una idea de estas pruebas y su significado. En la vida real de la práctica clínica, algunos podólogos tienden a ser selectivos en lo que miden en función de lo que consideran importante para un paciente individual. Al igual que las pruebas de Mulder son importantes solo cuando crees que puede estar presente un neuroma de Morton o una rotura de la placa plantar, y la prueba de Thompson es importante solo cuando estás sospechando de una ruptura del

Aquiles, hay ciertas pruebas biomecánicas que son importantes para los pacientes con dolor metatarsal, tendinitis de Aquiles, etc.

Me gusta realizar mi historia clínica, luego observar al paciente caminar y / o correr, y medir en esa visita lo que creo que es crucial. ¿Qué necesito saber ahora? Espero que, al analizar los exámenes biomecánicos del pie y la extremidad inferior, les dé alguna indicación de por qué son necesarios medirlos. Está tratando de clasificar al paciente en su visita inicial para elaborar el Plan A (con otros planes más adelante, ya que tenemos que comenzar en alguna parte). Quiero comentar brevemente la importancia de realizar estas pruebas. En realidad, habrá diferencias en cómo usted y yo medimos exactamente los ángulos del paciente. Sin embargo, verá la curva en forma de campana de cada deformidad exactamente igual que yo, y eso le dará una idea de cuándo tratar o no tratar. Si nos fijamos en los próximos cien pacientes a los realizamos cada prueba, usted tendrá una idea fácil de qué pacientes están contracturados y cuáles están débiles, o qué pacientes están en pronación y cuáles están en supinación, o cuáles tienen una articulación mediotarsiana rígida y cuáles tienen laxitud ligamentosa.

Estos hallazgos pueden ser muy importantes para su comprensión de la biomecánica del paciente y de cómo tratarlo. Toda su práctica de podología podría desarrollarse profundamente con estos exámenes y sus tratamientos. Para comprender bien la técnica de ortesis invertida, necesita algunos conocimientos de estas pruebas para descifrar lo que el paciente le está diciendo y

cómo están respondiendo a los cambios que está realizando.

Veamos un ejemplo muy común de alguien que puede entrar en su clínica a diario. El paciente presenta dolor en la pierna por encima del tobillo al correr. El dolor apareció gradualmente en los últimos meses y ahora no pueden correr más de varios kilómetros sin que el dolor empeore. No ha recibido tratamiento, excepto algunos soportes de arco comprados en la tienda y un cambio de zapatos, después de que la tienda le dijo que tenía arcos elevados. Al preguntar, no ha habido hinchazón ni dolor al caminar. Solo al correr le molesta. No hay dolor en nervios como sintomatología. Definitivamente hay un aspecto de sobreuso porque ha aumentado su kilometraje diario y ha estado entrenando 6 días a la semana (tiempos de recuperación deficientes). Los problemas anteriores fueron fascitis plantar y los síntomas de dolor medial en la rodilla al correr. Como podólogo, lo estoy clasificando como lesiones por pronación excesiva (ver apéndice 1), aunque el tipo de pie cavo puede tender a supinar más que a pronar.

Luego observa al paciente caminar y tiene pronación en la fase de contacto, no la supinación esperada. Observa a la persona correr y la pronación es severa. Es común tener diferentes biomecánicas caminando y corriendo. Afortunadamente, usted puede decirles a todos los pacientes con lesiones deportivas que traigan pantalones cortos y zapatos viejos y nuevos para la consulta. Debido al arco elevado, el último par recomendado por la tienda de atletismo basándose en reglas generales (el pie cavo necesita calzado neutro) fue un calzado neutro con amortiguación, lo que empeoró su pronación. El par de zapatos con los que comenzó la lesión tenían poca estabilidad y la pronación era significativamente más agresiva en el lado lesionado. Su examen físico es para identificar la estructura lesionada y tener una idea de la biomecánica.

Este es otro ejemplo de función asimétrica que necesitará un tratamiento asimétrico (definitivamente un mayor control en el lado más pronado). En otra visita, puede hacer que programen el examen biomecánico completo. ¿Por qué este pie cavo prona? Usted encuentra que el tendón tibial posterior está dolorido a la palpación y a la contracción contra resistencia, también es extremadamente débil (la fuerza muscular es un aspecto importante de la biomecánica de cualquier paciente). Usted encuentra que la pronación puede estar empeorada, debido a la tensión medida en su examen del tendón de Aquiles.
Prescribe y verifica si el plan de estiramientos del paciente ayudará en futuras visitas. Usted encuentra un varo tibial que causa pronación y sitúa las tibias en vertical, por lo que necesitará una cuña en varo. Usted encuentra un primer radio hipermóvil (más de 20 mm de movimiento de primer radio) para que la primera cabeza metatarsiana reciba la carga, se flexiona demasiado y deja la columna medial inestable. Los exámenes que le ayudaron a decidir sobre tratamientos futuros fueron: pruebas musculares, pruebas de equino, rango de movimiento del primer radio, posición calcánea relajada en apoyo y

neutra, y por supuesto la marcha. Combinado con la evaluación especial de la carrera en pacientes corredores. En el apéndice 4, la evaluación de la marcha se centró en los hallazgos comunes que los pacientes presentan en su clínica. El paciente que está tratando probablemente tiene algunos de estos hallazgos. Su trabajo es determinar si los hallazgos tienen algo que ver con sus síntomas y si puede ayudar a mejorar su biomecánica. Antes de ver las pruebas del examen, analicemos lo que estamos buscando en estas pruebas. Es divertido comenzar con síndromes que se han discutido previamente: síndrome de pronación (apéndice 1), síndrome de supinación (apéndice 2), etc. Estas son algunas de las posibles razones por las que cree que sus pacientes han desarrollado estos síntomas, y pueden aplicarse a todos los pacientes iniciales antes de que comience a clasificarlos:

- La pronación excesiva causó los síntomas.
- Supinación excesiva causó los síntomas.
- La diferencia de longitud de las extremidades causó los síntomas.
- La mala absorción de impacto causó los síntomas.
- Los tendones tensos causaron los síntomas.
- Músculos débiles causaron los síntomas.
- Varias inestabilidades causaron los síntomas.

¿Cómo evaluamos esto entonces?
¿Cómo evaluamos la pronación excesiva?
¿Cómo evaluamos la supinación excesiva?
¿Cómo evaluamos todas las causas mecánicas de lesiones?

Este es el papel importante de la evaluación de la marcha unida al examen biomecánico. Inicialmente desarrollamos un Plan A, ¿y deberíamos pensar en B y C quizás? Hay tantas sutilezas en el arte de la medicina y el campo de la biomecánica es parte de ello. Los podólogos, como yo, pueden pasar toda su carrera tratando de descubrir por qué alguien le duele algo y cómo solucionarlo. Otros podólogos pueden estar involucrados con la fase aguda y remitir a fisioterapeutas para la rehabilitación. Algunos podólogos están involucrados únicamente en la rehabilitación sin mucho conocimiento biomecánico, me encanta entender por qué un enfoque biomecánico puede ayudar en todo el proceso de rehabilitación.

¿Es un hundimiento de los metatarsianos, demasiada pronación o supinación, una diferencia en la longitud de la pierna, músculos tensos o débiles, o demasiado vibración subiendo por las piernas? A menudo realizamos exámenes biomecánicos comunes, recuerde que mientras más pruebas aprenda, más comprenderá cómo se aplican a sus pacientes.

Hallazgos de la marcha:

Evaluación del plano de deformación

Plano de deformación (marque lo que observa como la fuerza número uno para cada lado)

(Derecho) Sagital_____
(Izquierdo) Sagital_____

(Derecho) Transverso_____
(Izquierdo) Transverso_____
(Derecho) Frontal_____
(Izquierdo) Frontal_____

Esta fue una de las reglas más memorables para mí del Dr. Root. Cuando estás evaluando la biomecánica de un paciente, encontrarás qué plano de deformación está más marcado. ¿El plano principal de la deformidad es frontal, sagital o transversal? En términos de correcciones de ortesis personalizadas, la regla del Dr. Root era que las deformidades del plano frontal son las más fáciles de tratar, luego el plano sagital, y por último plano transversal es el más difícil de corregir. Aunque cuando se estabiliza el movimiento en los tres planos del pie con la ortesis, se estabiliza más el plano frontal a medida que corrige las posiciones de varo o valgo. He usado esta regla toda mi carrera confiando en la técnica de ortesis invertida para una mejor estabilidad del plano transversal, junto con otros tratamientos que afectarán ese plano (como fortalecer los rotadores externos de la cadera cuando hay demasiada rotación interna). Las deformidades del plano sagital son discrepancias en la longitud de las extremidades, tendones de Aquiles tensos e isquiotibiales tensos que pueden ejercer una fuerza tremenda sobre el pie que provoca el colapso del arco. El colapso del arco puede ser causado por deformidades sagitales y ser protegido a través de la ortesis hasta cierto punto, pero el tratamiento debe dirigirse a la causa (alza para piernas cortas y estiramientos para músculos tensos). La pronación, cuando se produce por deformidades del plano transversal y sagital, debe tratarse con la técnica de ortesis invertida junto con los tratamientos auxiliares apropiados de alzas, zapatos adecuados, fuerza, flexibilidad, modificaciones de la actividad, etc.

64 ¿Cuál de las siguientes deformidades en el plano transversal puede producir una pronación excesiva de la articulación subastragalina, que requiere el uso de la técnica de ortesis invertida?
1. Torsión femoral interna.
2. Torsión femoral externa.
3. Torsión maleolar interna.
4. Torsión maleolar externa.
5. Eje subastragalina verticalizado.
6. Metatarso aducto.
7. Todo lo anterior.
(ver apéndice 12)

El Dr. Root descubrió que el aspecto más dañino de la pronación estaba cuando provocaba la subluxación de la articulación. Entonces, si pronas más allá del rango de movimiento final de una articulación, es cuando es más dañino y doloroso. Piense en el colapso de la mediotarsiana creado por el acortamiento de Aquiles. El tendón produce una fuerza de subluxación en pronación en el plano sagital a través de la mediotarsiana.

Un pie con el astrágalo vertical se crea principalmente por esta fuerza del plano sagital. Esta es la razón por la que se usan ortesis correctivas o altamente correctivas como la Técnica de Ortesis Invertida, la cual deben tratar de eliminar las fuerzas de pronación de subluxación producidas por el equino, discrepancias en la longitud de las extremidades y problemas del plano transversal.

65 A un paciente se le prescribe ortesis invertidas, ya que prona demasiado. La prescripción se basó en la posición relajada del calcáneo en apoyo solo, sin desarrollar una comprensión de por qué el paciente pronaba. ¿Cuál sería el orden de las fuerzas de pronación de la más simple a la más difícil de controlar?
Enumere en la hoja de respuestas en el apéndice 12.
1. Antepié Varo de 7 grados.
2. Tendones de Aquiles tensos que producen pronación.
3. Torsión femoral externa que produce pronación.
(ver apéndice 12)

En la práctica, todos los podólogos han hecho un par de ortesis funcionales a medida, corrigiendo la mecánica del pie casi a la perfección, pero descubriendo que el paciente tenía demasiado dolor en el arco. Por lo tanto, debe ajustar temporalmente el arco para que sea más cómodo (Paso 1), ahora en este estado de biomecánica comprometida, necesita descubrir qué fuerzas están provocando que el pie prone en el dispositivo, causando dolor e incomodidad. (Paso 2). Simplemente puede intentar corregir el arco cambiando a una modificación de Root, un Medial Kirby Skive, o una Técnica de Ortesis Invertida (posiblemente el paso 3). Pero, lo mejor es que si consideras que la corrección fue inicialmente perfecta, profundizar en el examen biomecánico y buscar fuerzas pronatorias que puedan corregirse es vital (mejor Paso 3). Aquí hay una lista parcial de estas fuerzas que comúnmente están en juego en mi práctica (algunas de estas fuerzas pueden requerir cirugía para corregirse por completo):

1. Deformidades internas o externas de la cadera ayudadas por el fortalecimiento y los cambios en la marcha.

2. Discrepancias en la longitud de las extremidades ayudadas por alza debajo de la pierna corta.

3. Aquiles e isquiotibiales contracturados que necesitan estirarse, y en ocasiones con férulas y aparatos ortopédicos (como el nuevo DeHeer Equinus Brace).

4. Torsión tibial o maleolar interna o externa ayudada por cambios en la marcha, gait plait y algo de fortalecimiento.

5. Eje de la subastragalina verticalizado o articulación mediotarsiana flexible o metatarso adductus que provocan la abducción del antepié respecto a retropié (se necesitan zapatos anchos para el uso de ortesis y un fortalecimiento progresivo a diario del pie).

Problemas de cadera / rodilla en el plano transverso y plano frontal

Problemas de cadera / rodilla en el plano transverso y plano frontal

(Derecha)_____
(Izquierda)_____
Mientras observa la marcha, la posición de la rodilla es la mejor para observar cómo funciona la articulación de la cadera: centrada o recta, excesivamente externa o excesivamente interna. Es el giro interno y giro externo lo que se puede beneficiar más

de la técnica de ortesis invertida, incluso la deformidad del plano frontal de un genu valgo excesivo puede ser ayudada por el posicionamiento en varo del talón, con la técnica de ortesis invertida. Hay excepciones a cada regla y algunos pacientes con genu valgo compensan con la supinación excesiva del talón. Esto será tan obvio en la marcha, que no consideraría el uso de la técnica de ortesis invertida para este paciente.

Las deformidades de genu varo generalmente requieren correcciones en valgo. Esta fue otra de las reglas del Dr. Root: las ortesis funcionales estándar son las mejores para deformidades intrínsecas del pie, generadas por las fuerzas extrínsecas fuera del pie.

El Dr. Root llegó a comprender que la Técnica de Ortesis Invertida tiene más potencial de ayuda, si la fuerza pronatoria provenía de arriba del pie como el genu valgo, rotación femoral interna o rotación femoral externa.

66 La pronación excesiva del pie puede causar uno o muchos síntomas (ver apéndice 1) que pueden ser fácil o difícil de tratar. Cuando la fuerza de pronación es severa, y el problema / lesión afecta al pie, la técnica ortesis invertida le brinda el mayor poder para corregir esta fuerza pronatoria. Además de la ortesis para el pie, ¿cuáles son otros tratamientos necesarios para ayudar a controlar la pronación?

1. Fortalecimiento de los músculos que rotan externamente.

2. Estiramiento de tendones que generen equino.

3. Corrección de las discrepancias en la longitud de las extremidades (generalmente pronando una extremidad más que la otra).

4. Cambiando entrenamientos para disminuir el estrés en general: variando entrenamientos, cambiando tiempos de recuperación, entrenamiento combinado, etc.

5. Modificaciones de la técnica de carrera (menos pronación del retropié cuando se cambian el tipo de contacto en el pie)

6. Todo lo anterior (generalmente es un programa lento y progresivo).

 (ver apéndice 12)

Resumen de los resultados de la marcha

 Resumen de los resultados de la marcha:
(Derecha)_____

_____

_____

_____

___

(Izquierda)_____

_____

_____

_____

____

Para pacientes complicados, utilizo mi propio formulario de evaluación de la marcha o lista de verificación del Apéndice 4. Pero, para nuestro propósito de situación estándar, aquí se puede observar un resumen simple de todos los hallazgos sorprendentes o más notables. Por lo general, clasifico a los pacientes como pronadores, supinadores, signos de diferencia de longitud de pierna, músculos tensos o débiles y absorción de impacto deficiente. Otras anormalidades notables como el balanceo postural, el movimiento de la cadera patológico, la técnica carrera o el movimiento en varo de la rodilla pueden ser memorables y algún día ayudarán con sus exámenes y tratamientos. Es importante tener en cuenta las asimetrías o diferencias entre los dos lados. A medida que trata, generalmente desea ver que la asimetría se suavice y no se invierta. Manténgase enfocado tanto en esta asimetría como en el plano primario de deformidad (si es obvio). La mayoría de las prescripciones para la técnica de ortesis invertida deberían tener en cuenta esa asimetría. Muchos pacientes con los que estás debatiendo si utilizar Root vs Invertida se decantarán hacia Invertida por el mero hecho de que hay fuerzas de pronación impulsadas sobre el pie y que estas fuerzas son principalmente fuerzas del plano transversal o sagital.

Hallazgos en estática:

Ahora que hemos observado la marcha y hemos sacado algunas conclusiones sobre la biomecánica presente, hago que el paciente se detenga frente mía para mirar primero los puntos de referencia de la longitud de las extremidades y luego ir bajando hacia el pie.

Hitos de discrepancia de longitud de extremidades

 Marcas de las disimetrías
Crestas ilíacas Superior_____
Espinas ilíacas anterosuperiores Superior

_____

Trocantes Mayores Superior _____

Espinas ilíacas posterosuperior
Superior_____

Estadísticamente, el 80% de los pacientes tienen una diferencia estructural en la longitud de la pierna, y casi todos funcionan de manera asimétrica debido a variaciones en la potencia muscular de la pierna derecha o izquierda, el dominio de los diestros o zurdos, lesiones antiguas, flexibilidad y otras diferencias estructurales o funcionales. La asimetría es la regla, no la excepción. Si primero realizó la evaluación de la marcha, debería poder detectar fácilmente las diferencias, lo que puede terminar ayudando al tratamiento. Usted es un simple y educado observador aquí, haciendo observaciones. Con el 80% de todos los adultos mayores de 60 años con algún tipo de dolor de espalda, el tratamiento de las diferencias en la longitud de las piernas debería estar más extendido. He descubierto que tan solo con 4mm se puede generar una gran diferencia en un ciclista o remero de clase mundial que trata de evitar el estrés del tejido en movimientos repetitivos, y de 3mm a 10mm es útil en pacientes con una actividad más normal. Es mi tratamiento de elección para problemas de espalda y cadera. Siendo podólogo, trato la parte que puedo, y poner cosas en los zapatos es mi punto fuerte. Habiendo hecho esto durante tantos años, y tratando a pacientes que están siendo vistos por algunas de las mentes más inteligentes en medicina, puedo decir honestamente a mis estudiantes de podología que su contribución para ese paciente con dolor de rodilla, cadera y espalda puede ser lo más importante. Como todo, cuando un centenar de pacientes tienen el mismo problema, y pones el mismo tratamiento, unos pueden ir a mejor y otros no, por algún aspecto en concreto que se debe de analizar. Por eso mismo, no todos los casos son iguales.

El uso de alzas para el síndrome de pierna corta le provocara que algunos pacientes no pueden tolerarlas (en un lado del espectro) y otros pacientes que es la parte más importante de su tratamiento (en el otro lado del espectro).

Los puntos de referencia para la evaluación de la longitud de la pierna son:
1. Espinas ilíacas superiores anteriores
2. Espinas ilíacas superiores posteriores
3. Crestas ilíacas
4. Trocánter mayor

Por lo general, se realiza descalzo con las rodillas estiradas o con ortesis si está satisfecho con la corrección y no se prevén cambios ortésicos. Sus manos deben estar paralelas al suelo y sus ojos al nivel de lo que está tratando de observar. Siempre le pregunto al paciente si siente que mis manos están a la misma altura (derecha e izquierda), y ocasionalmente me comentan que levante o baje alguna mano.

Una cosa para recordar es que, aunque esta maniobra es bastante precisa y mucho mejor que el uso de cintas métricas, no es precisa en más del 80% de los pacientes. Medir y luego tratar las discrepancias en la longitud de la extremidad estructurales es muy importante cuando crees que el patrón de lesión o dolor está relacionado. Después de colocar el alza en el zapato, debes observar una mejora en la marcha.

Trato la parte podológica del dolor lumbar con algunos fisioterapeutas y otros médicos. He visto muchos éxitos con dolor de espalda crónico y diferencias en la longitud de las piernas. Las alzas para la pierna corta generalmente eliminan la fuerza de pronación del plano sagital. Esta no es la fuerza que produce la abducción del antepié respecto al retropié (plano transversal), es la fuerza que aplana el arco que comprime el pie hacia la ortesis, lo que la hace incómoda y lo obliga a adaptarse (plano sagital). Me encanta mantener mis alzas completas (hasta el surco) para que eleven tanto el talón como el antepié. También me encanta mantener mis alzas separadas de la ortesis, mientras tratas ver si son cómodas y descubrir el papel de cada parte del tratamiento.

67 El uso alzas de talón en el tratamiento de piernas cortas es el estándar en la industria. Sin embargo, las alzas de talón se deben cambiar a longitud hasta el surco de los dedos o alzas completos a veces debido a:
1. Corredores que pasan gran parte de su tiempo de actividad en zona del antepié.
2. Pacientes que ya tiene inestabilidad en sus tobillos y necesitan más de 3mm de elevación.
3. Pacientes que se quejan de dolor en el arco, la tibia o la rodilla después de uso de alza en el talón.
4. Todo lo anterior. (ver apéndice 12)

Estructura general

Estructura general
(Derecha)_____

_____

_____
__
(Izquierda)_____

_____

_____
__

Después de observar a un paciente caminar y observar la longitud de sus piernas, debe tomarse un minuto para observar su posición de estructura. Debe retroceder 3 o 4 pies del paciente después del examen de la longitud de la pierna y mirar desde enfrente y detrás. Está buscando piernas arqueadas, rodillas en valgo, arcos altos, pies planos y una variedad de asimetrías.

Posición Relajada de Calcáneo en Apoyo
(clave para entender cómo se alinea el cuerpo)

PRCA
(Derecha)_____
(Izquierda)_____

Una de las técnicas de examen más cruciales es hacer la bisección el centro del talón con el paciente de pie y ver si el talón está vertical, evertido o invertido. Esto se usa en la evaluación inicial de ortesis, y es vital si desea seguir de cerca la evolución de los pacientes con la técnica de ortesis invertida. Se utiliza cuando se prescriben ortesis. La posición del talón se mide con y sin las ortesis para verificar si la corrección está logrando los resultados deseados. Se utiliza para seguir el desarrollo de un niño en crecimiento, a medida que avanza el tiempo con el uso de la ortesis, ya que puedes ser objetivo con los padres sobre el progreso o la falta de progreso. Se utiliza en las evaluaciones preoperatorias y postoperatorias de cirugías de pie plano. Se usa cuando está tratando de comprender como actúan las fuerzas pronadoras y si el paciente está funcionando totalmente pronación o en subluxación durante la bipedestación.

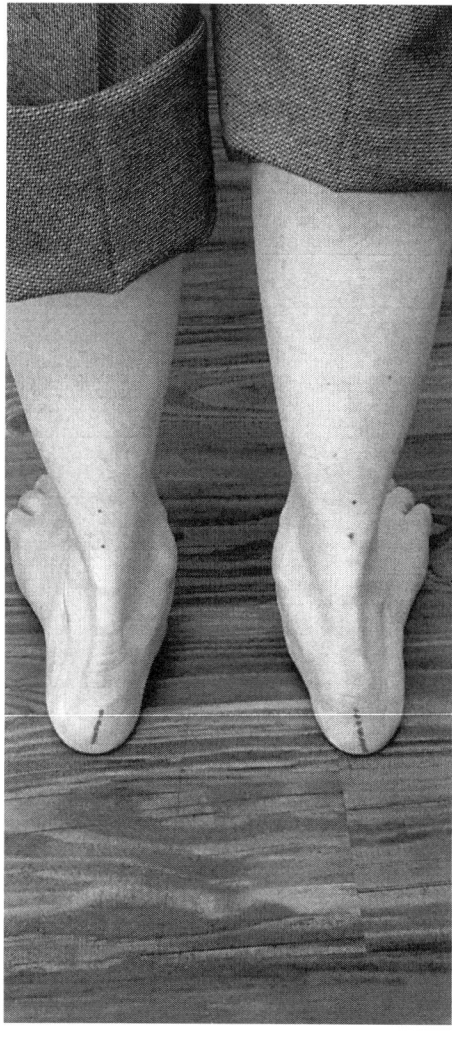

La superficie posterior del hueso calcáneo o del talón generalmente es plana y estará en ángulo desde el aspecto lateral posterior al aspecto medial anterior cuando está en carga. Debe encontrar los bordes medial y

lateral, y colocar ambos dedos alineados. Sus dedos deben estar al ras en el medio del calcáneo, desde la zona superior a la zona inferior, y justo en los bordes medial y lateral de la superficie del calcáneo. Luego, marque tres puntos de (2.5 cm) de distancia de bisección desde la parte superior a la inferior del talón mientras intenta representar la orientación del hueso del talón. Dibuja una línea recta hacia abajo conectando estos tres puntos. Esto se puede hacer en carga o en descarga con el paciente en decúbito prono (este método le resultará más fácil). Cuando esté aprendiendo, haga esta y otras medidas con otros compañeros para ver si coinciden. En descarga, recuerde que la parte posterior del talón se mide mejor cuando está completamente perpendicular a sus ojos, por lo tanto, incline el cuerpo para llevar la superficie posterior a esta referencia. La orientación típica de los bordes medial y lateral del talón será como un rectángulo con bordes paralelos rectos, o más romboides con bordes divergentes. Solo unos pocos porcentajes de talones son redondos y son muy difíciles de medir. Después de examinar varios pies, los estudiantes perciben esto con bastante facilidad.

Una vez que realiza la bisección del talón, extienda la línea lo más recta posible otro centímetro tanto por arriba como por abajo. Con el paciente de pie, mire la parte posterior del talón y asegúrese de que su línea se vea recta desde arriba hacia abajo, y asegúrese de que la línea coincide con la forma del talón. Con esto quiero decir, cuando te paras detrás del paciente, el talón y la línea se ven rectos, ambos evertidos o ambos invertidos. En carga, se añade un dispositivo de medición de ángulo que sea paralelo a la superficie posterior del talón, que se extiende desde lateral a medial. Ahora está listo para medir la posición del talón en el suelo. Esta medición se realiza típicamente sin ortesis, llamada posición relajada de calcáneo en apoyo. También se usa para ver cómo sus ortesis, o cirugía de algún tipo afectan al talón, y poder valorar como han hecho su trabajo. Una ortesis, incluso con una cazoleta profunda, no distorsionará esta línea.

https://youtu.be/aPHi8gxF6Bc

¿Cuáles son ejemplos comunes del uso y significado de la posición relajada del calcáneo en apoyo? En primer lugar, la posición del talón como evertida, invertida o vertical dice mucho. Creo que está bien cuantificar cuanto de lejos está de la posición neutra del talón (donde la articulación subastragalina es neutra). Esta posición mostrará compensaciones, y me gusta que muestren relación entre ellas. También pueden significar que exista una lesión, cuando un talón está más invertido puede causar daño de los tendones de los peroneos y/o del ligamento lateral del tobillo, o el talón puede estar más evertido como consecuencia de la progresión de las etapas de disfunción del tendón tibial posterior u otros problemas de subluxación. Algunos ejemplos diarios muy comunes incluyen:

● 7 grados evertidos en reposo con mecánica tibial y de pie normal (debe ser un talón vertical).

● 7 grados evertidos en reposo con genu valgo notable y mecánica tibial y del pie normal (pronación de origen extrínseca al pie).

● Talón vertical en reposo con gran varo tibial y mecánica normal del pie (pronación necesaria para llevar el antepié al suelo).

● 4 grados invertidos en reposo con mecánica tibial y de pie normal (debe estar el talón vertical, algo que causa supinación excesiva).

● 3 grados invertidos en reposo con varo tibial (es necesario averiguar si se trata de un varo del pie posterior parcialmente compensado que no puede llegar a una posición vertical del talón).

● Talón evertido de 14 grados en reposo con 10 grados de varo en el antepié y fuerzas equinas (fuerzas pronatorias subluxando la articulación subastragalina más de lo necesario para la corrección del antepié varo).

68 La posición de la postura relajada del calcáneo apoyo puede ayudar a explicar algunos de los síntomas de los que los pacientes se quejan comúnmente. Haga coincidir cuál de las 4 posiciones del talón produciría síntomas pronatorios o síntomas supinatorios.
1. 10 grados evertidos.
2. Talón vertical.
3. 8 grados invertidos.
4. 3 grados evertidos. (ver apéndice 12)

Posición Neutra de Calcáneo en Apoyo y Posición Neutra Tibial

PNCA

(Derecho)_____
(Izquierdo)_____

Posición Neutra Tibial
(Derecha)_____
(Izquierda)_____

La Posición Neutra de Calcáneo en Apoyo se mide como la posición relajada calcáneo en apoyo, con el paciente en bipedestación. Es útil para clasificar a los pacientes con deformidades en varo del retropié en las que la bisección del talón está invertida mientras su articulación subastragalina está en posición neutra. La medición se realiza desde posterior y con la articulación subastragalina en posición neutra. La posición neutra se encuentra cuando la cabeza del astrágalo produce una presión uniforme medial y lateralmente justo delante del tobillo. Usted le dice al paciente que realice supinación y pronación del pie mientras siente con sus dedos donde está la posición del cuello del astrágalo, moviliza varias veces hasta que esté centrado. Aquí es donde el pie está alineado directamente con el tobillo. Aquí es donde el tobillo es más estable. Es donde el pie y el tobillo se alinean correctamente. ¿Cuándo es útil esta maniobra? Una de las aplicaciones clínicas más útiles es la diferencia de grados de posición neutra a relajada. Esto le da información sobre la cantidad de deformidad presente en el retropié que necesita cambiar para ayudar a alguien que se encuentra evertido en carga.

Cuando la posición neutra va de moderada a altamente invertida, muestra qué los pacientes necesitan cierta corrección de inversión en su prescripción.

Una vez que mida la posición neutra del talón, suba a la pierna para medir la posición neutra tibial, nuevamente biseccionando la parte inferior de la pierna. La mayoría de las personas tienen 4-5 grados de varo tibial y, por lo tanto, probablemente les vaya bien con la técnica de ortesis invertida.

Cuando esta medida se diseñó inicialmente, era una forma de hacer que los números funcionasen. Usted midió el rango de movimiento subastragalino y encontró la posición neutra de la articulación. Luego agregó la posición tibial y se le ocurrió una posición ideal para que los pacientes funcionen correctamente mientras caminan. Si pudieras diseñar un par ortesis cómodas alrededor de esta posición ideal, ayudarías mucho a sus síntomas (en la mayoría de los casos, todavía creo que esto es bastante correcto). Podrías verificarte a ti mismo para ver si coincide con la posición neutra de calcáneo en apoyo medida y, si no, tratar de entender las discrepancias. Creo que ahora, al menos en mi práctica, es un gran método para describir a los pacientes y ver cómo deberían funcionar, y por lo tanto poder encontrar las razones por las que no están funcionando bien a nivel biomecánico. Quiero saber si son pacientes con talones verticales que evierten por una pronación compensatoria, o pacientes invertidos que supinan anormalmente ya que ya están en una posición invertida, o pacientes invertidos (varo tibial marcado) que no pueden pasar más allá de la perpendicular.

Estos últimos pacientes en perpendicular o vertical se subluxan hacia una posición severamente pronada. Quiero saber si su biomecánica está influenciada por sus deformidades en el retropié o el antepié, o algunos otros factores como músculos débiles y tensos, forma de correr, lesiones antiguas, etc. Me hace pararme con cada uno de los pacientes, alejarme de las generalizaciones y tratarlos individualmente como se merecen. Por lo tanto, prefiero utilizar la posición neutra y las mediciones de la posición de calcáneo en apoyo para ayudarme a tener una idea de la biomecánica del plano frontal a nivel del retropié del paciente. Siento que son medidas cruciales, no es importante que tengan específicamente 7 u 8 o 10 grados de varo tibial, sino que tienen un alto varo tibial que hará que sus pies hagan algo para que el antepié llegue al suelo.

69 Mides la posición relajada de calcáneo en apoyo del talón del paciente y registras 2 grados invertidos en el derecho y posición vertical en el izquierdo. Se nos enseña que una posición de talón vertical es la posición de talón más deseable y estable, por lo que debe hacer unas ortesis para intentar mantener el pie en posición vertical en ambos lados. ¿Qué deformidad del pie de manera general no funciona bien cuando lo pasamos de una posición vertical del talón a una posición invertida del talón? Suponga que el paciente solo tiene una anomalía biomecánica.
1. Deformidad en varo del antepié.
2. Deformidad del valgo del antepié.
3. Deformidad de varo tibial.
4. Deformidad de valgo tibial.

5. Metatarsus Primus Elevatus.
6. Tendones de Aquiles tensos.
(ver apéndice 12)

Hallux Limitus Funcional

Hallux Limitus Funcional
           Descalzo
Derecho_____ Izquierdo_____
           Con ortesis
Derecho_____ Izquierdo_____

Mientras caminamos, para tener una propulsión normal, debemos ser capaces de despegar del suelo aplicando fuerza en flexión plantar con el primer metatarsiano y dorsiflexionando con el hallux en el momento del despegue del talón. Este es un movimiento crucial en la marcha. La marcha se ve perturbada si no podemos lograr esta hazaña, y se producen varias compensaciones, como el "abductor twist", marcha en rotación externa, o una carga de la columna lateral excesiva. Por lo general, hay una ruptura de la armonía de la articulación del primer dedo. El Hallux Limitus funcional implica que la falta de movimiento articular del primer dedo es funcional, no estructural. El rango normal de movimiento de la dorsiflexión de la primera articulación metatarsofalángica es de 75 grados o más. Menos de 60 grados de este movimiento se considera hallux limitus, y menos de 30 grados de este movimiento se considera hallux rigidus. Esto se mide con un goniómetro desde el lado medial del pie biseccionando primero el lado medial del primer metatarsiano con un brazo del dispositivo y luego el lado medial del hallux con el otro brazo del dispositivo. El punto central del eje está en la articulación que está tratando de medir. Con el hallux limitus funcional, el hallux queda en flexión plantar atrapado contra el suelo y no puede dorsiflexionarse. El problema parece ser que el primer metatarsiano no tiene la capacidad suficiente de libertad para plantarflexionarse. El primer metatarsiano debe plantarflexionarse para permitir que el hallux dorsiflexione. Coloque al paciente en su ángulo y base de apoyo natural frente a usted.

Agarre debajo del primer dedo e intente dorsiflexionar el dedo del pie despegándolo del suelo. Si puede, también puede observar si el arco medial se eleva. Si la articulación está demasiado estresada debido a la pronación excesiva y al desplazamiento hacia medial del peso corporal, no podrá dorsiflexionar el hallux y elevar el arco medial. Tengo algunas cuñas en varo en mi consulta de 6mm o 4 grados. Cuando encuentro hallux limitus funcional, coloco cuñas en varo debajo del talón, o pongo al paciente en sus ortesis, y verifico si se elimina el hallux limitus funcional. Esta es una prueba básica que significa que, si una articulación normal está restringida, simplemente en carga con un peso repartido uniforme sobre ambos pies, probablemente será peor cuando camine o corra. Este puede o no estar relacionado con los zapatos, el estilo de carrera, la biomecánica de la marcha, etc. En mi práctica, si un paciente tiene dolor en el primer dedo, me gusta saber si hay más problemas funcionales o estructurales, y dado que básicamente es una señal de pronación excesiva, trato de averiguar de dónde viene la pronación y cómo solucionarla si fuera necesario. El

hallux limitus funcional puede ser un signo de problemas significativos que afectan la propulsión y formar parte del dolor en las articulaciones del primer dedo.

El hallux limitus funcional fue muy popularizado por el Dr. Howard Dannenberg y su teoría del bloqueo del plano sagital. Dijo que, si no podíamos propulsarnos a través de nuestros pies, obtendríamos todo tipo de problemas, incluido el dolor de espalda. Diseñó la Cuña cinética y los cut out de primer radio, junto con la ayuda del Laboratorio Langer. Root estaba haciendo lo mismo con ortesis estrechas para no bloquear la flexión plantar del primer metatarsiano. Es una de las mayores preocupaciones con las ortesis, intentar no bloquear flexión plantar del primer metatarsiano. Cuando prescribe un par ortesis, el paciente debe sentir que puede desplazarse fácilmente a través de sus pies, para los pronadores, que el peso está más en el centro del pie o al menos parcialmente en el segundo metatarsiano. En mi diseño de la técnica de ortesis invertida, tener el punto más alto de corrección debajo de la primera articulación escafocuneana permite que el primer metatarsiano esté libre para hacer la flexión plantar. El Medial Kirby Skive también se diseñó para asegurarse de que la columna medial no se sobrecargara cuando el pie caminara.

Cuando entrego la ortesis, o en un momento de enseñanza sobre la pronación a mis alumnos, trato de que mis pacientes sientan cómo sus pies se desplazan a través de las partes del antepié. Les pido que se fijen en un sólo pie, y que lo hagan caminando de manera natural. Quiero que sientan si el peso está solo en el primer metatarsiano (demasiado pronado), en el primero y segundo (bueno), centrado o segundo y tercero (probablemente el mejor), o en 4 y 5 (demasiado supinado). Debido a que nuestros pies son diferentes, necesito que sientan uno y comparen si son iguales o diferentes. De esta manera, cuando compren zapatos en el futuro, elegirán los más estables aplicando este mismo principio. Cuando se realiza la prueba funcional del hallux limitus, si el arco medial se eleva con cualquier movimiento de la articulación del primer dedo (incluso si ayudó con las cuñas en varo u ortesis) esta prueba también se llama maniobra Hubscher. Tendré una discusión separada a continuación, pero la prueba funcional de hallux limitus y Hubscher se realizan simultáneamente.

70 Mientras caminas con tus pies, no debes tener restricciones del movimiento hacia delante. Por lo general, las ortesis lo hacen más eficiente al minimizar el movimiento del plano frontal de lado a lado y al dirigir el movimiento más en el plano sagital. Dado que queremos un buen empuje en el primer dedo del pie, ¿todo nuestro peso al propulsar debe estar debajo del primer metatarsiano (sí o no)? _____ (ver apéndice 12)

Hubscher's Maneuver (Test de Jack)

Hubscher's Maneuver (Test de Jack)
(Derecho)_____
(Izquierdo)_____

Estas maniobras intentan ver si el arco es flexible o rígido, y forman parte de la prueba hallux limitus funcional que hago en mi consulta. Con la maniobra de Hubscher, comprueba si el arco del paciente, que esta aplanado, tiene capacidad de elevarse al mover el primer dedo hacia arriba. ¿Es el colapso del arco rígido o funcional? También muestra si la articulación del primer dedo tiene algunas limitaciones funcionales como se discutió anteriormente. Si hay algún hallux limitus, tendrá que eliminar el limitus antes de realizar con éxito esta maniobra. En la vida diaria, las articulaciones del primer dedo sufren traumatismo a menudo. La mayoría de mis pacientes mayores de cincuenta años tienen degeneración articular del primer dedo (desgaste). Fue con la llegada de las resonancias magnéticas lo que realmente documentó este desgaste sutil de las articulaciones, a veces años antes de que lo vieras en la radiografía o realmente empezaran a doler. No es de extrañar que la gota, que afecta a la degeneración de las articulaciones, afecte más a la articulación del primer dedo. El desgaste es tan común que la mayoría de los médicos le prestan poca atención, incluso cuando la articulación se inflama ocasionalmente. A veces, el desgaste se debe a viejos accidentes, como fracturas sesamoideas no relacionadas con la biomecánica del paciente. Sin embargo, a veces, la ruptura de la articulación es altamente predecible y fácil de remediar. Una de las maniobras más simples es la de Hubscher. El paciente está de pie descalzo, con el mismo peso en cada pie, por lo tanto, el 50% del peso corporal.

Esta situación, le está dando al paciente el beneficio de recibir menos presión, por lo que debería poder hacer la maniobra fácilmente y en la mayoría de los casos puede hacerlo. El primer dedo se empuja hacia arriba desde la parte inferior para ver si el primer dedo puede dorsiflexionar y el arco medial puede elevarse. Cuando no puede, se llama hallux limitus funcional (dado que puede moverse completamente cuando está en descarga). Luego puede probar con varias situaciones para ver cómo puede cambiar los resultados y liberar la articulación del primer dedo. A veces, un soporte de arco simple como una cuña de talón en varo de 4 grados es suficiente para liberar la articulación. Otras veces se necesita una ortesis más agresiva para tener la fuerza suficiente para realizar la tarea. A veces se necesita una cuña en la parte del retropié, soporte del arco medial y extensiones inversas de Morton, para realizar la tarea. Por lo tanto, la maniobra debe estar vinculada a su uso para la eliminación del hallux limitus funcional del paciente. En mi clínica, es fácil, al menos en una evaluación inicial, colocar cuñas en varo o extensiones de Morton inversas, y ver si mejora la limitación de la articulación del primer dedo y la altura del arco medial. Con el test de Jack, también se está observando cómo funciona el arco medial, para verificar la flexibilidad o rigidez de este.

En bipedestación, mientras observa el arco medial, haga que el paciente levante el talón y observe si el arco permanece plano o mejora. Cuando estoy diseñando una ortesis invertida, necesito que el arco sea flexible, para que tome la nueva forma del dispositivo. Si el arco es rígido, cuando invierto el pie, el mediopié colgará alrededor de la primera cuña, dejando la articulación del primer dedo en el aire. Si bien he visto

que, naturalmente, mejora con el tiempo, puede hacer que la ortesis sea incómoda y se necesiten pequeñas correcciones. Envío a muchos pacientes a fisioterapia para intentar descarga las contracturas del mediopié y del valgo del talón (como en las etapas 3 y 4 de PTTD). También es posible que tenga que dar apoyo en la zona distal a la primera cuña con piezas en varo en la parte superior de la ortesis o simplemente hacer una ortesis híbrida invertida que extienda el soporte de la columna medial muy por debajo del primer metatarsiano y, a veces, hasta la base del hallux. Esto requiere un zapato de trabajo con una profundidad adicional. Con suerte, lentamente el pie puede moldearse a mi ortesis, y el apoyo distal a la base del primer metatarsiano se retirará gradualmente. La prueba de Jack antes de hacer unas ortesis puede ayudar a predecir este camino. La prueba de Jack con la ortesis debajo del pie, mirando desde el frente, puede ayudarnos a decidir qué modificaciones debe realizar para llevar el peso hacia la cabeza del primer metatarsiano para dar estabilidad.

71 ¿Qué prueba es crucial en un DTTP en etapa 4 en el que está utilizando la técnica de ortesis invertida, cuando la carga se queda en la primera cuña, y ayuda a determinar las modificaciones necesarias para facilitar que el primer metatarsiano reciba carga? _____
(ver apéndice 12)

Evaluación de la elevación del talón con una sola pierna.
(Single Heel Rise Test)

(Derecho)_____
(Izquierdo)_____

Esta es una de las pruebas más significativas porque, si es positiva, la marcha normal no puede existir. El paciente debe estar estable al hacer la prueba, por lo que una mano descansa sobre una superficie sólida, ya que necesitamos que esto sea una prueba de fuerza y no una prueba de equilibrio. Haga que el paciente comience con ambos pies en el suelo y levante un solo talón del suelo. Luego intente levantar el talón del pie de apoyo del suelo varias veces. Dígales que suban y bajen lentamente. El "gold standar" saludable de es de 25 repeticiones. Esa hazaña puede tardar un año en realizarse con éxito, agregando lentamente cada vez más repeticiones. Hago que mis pacientes lo hagan solo por la noche antes de acostarse, y nunca con dolor. Hacer este ejercicio cada dos días suele ser significativo. ¿Por qué es tan importante? Un tendón de Aquiles normal, el tendón más fuerte del cuerpo, debería poder levantar 4-5 veces el peso corporal normal con bastante facilidad. Si el paciente tiene dificultades para levantar su peso corporal con un solo talón, entonces el desarrollo normal de la actividad no ocurrirá. Este reconocimiento lo realizan con mayor frecuencia los especialistas en medicina deportiva, pero es quizás el más crucial, realizado por los podólogos que se ocupan del envejecimiento de la población. Si la incapacidad de hacer una sola repetición con el talón, no se revierte, esto conducirá a una marcada reducción de los niveles de actividad.

Equilibro con una sola pierna

Equilibro con una sola pierna

(Derecha)_____
(Izquierda)_____

Otro indicador muy importante de la salud de las piernas es la capacidad de mantenerse sobre un pie descalzo durante dos minutos sin agarrarse a una superficie de apoyo. Esto es crucial en cualquier programa para prevención de caídas, debido a la edad de nuestros pacientes, lo recomendable es empezar cuanto antes. Nuevamente es una tarea que me gusta recomendar al final del día antes de irse a la cama. Una vez que se recupere el equilibrio con los ojos abiertos y acumule la fuerza necesaria para durar 2 minutos con las rodillas ligeramente flexionadas, tendrá dos opciones para hacerlo más difícil. Puede intentar buscar el equilibrio con los ojos abiertos de pie en medio de una almohada suave, o puede intentar cerrar los ojos durante 2 minutos. El siguiente nivel en cualquiera de los dos es abrir los ojos de pie sobre un pequeño disco de equilibrio de ejercicio de goma (por lo general, lo eleva a no más de unos centímetros de la superficie de apoyo). Al hacer este ejercicio cada vez más difícil, primero está desarrollando la fuerza general de las piernas y luego desarrollando los músculos de contracción rápida que ayudarán a prevenir caídas. Su tiempo de reacción se acelerará. La elevación del talón con una sola pierna y el equilibrio de una sola pierna son un gran comienzo para conseguir piernas más fuertes y poderosas. La inestabilidad funcional general del tobillo y los tendones de Aquiles débiles son muy perjudiciales para la salud de los pies y las piernas y son una parte vital de nuestra evaluación biomecánica.

Paciente en decúbito prono:

Hemos terminado nuestras evaluaciones de la marcha y la bipedestación, por lo que ahora tenemos que tumbar al paciente comenzando boca abajo (prono). Dorsiflexión de la articulación del tobillo en descarga (¿por qué en descarga?) (clave para encontrar las fuerzas equinas como los problemas de hipermovilidad, que conducen a la debilidad del tobillo)
Articulación del tobillo. Flexión Dorsal:
(Derecha) recta_____
doblada_____
(Izquierda) recta_____
doblada_____
La dorsiflexión de la articulación del tobillo con la rodilla extendida y flexionada nos dirá mucho sobre la tensión o debilidad (sobre flexibilidad) de los músculos gastrocnemio y sóleo. Estos son los dos músculos que forman el tendón de Aquiles, el tendón más fuerte y más poderoso y posiblemente el más influyente del cuerpo. La rigidez y la debilidad pueden tener efectos graves en la rodilla, el tobillo, el arco y los metatarsianos. Afectan directamente a la articulación del tobillo y la rodilla (el gastrocnemio cruza la rodilla), pero afectan indirectamente a todas las estructuras del pie. Poder medir la tensión general y ver cómo se correlaciona con la curva normal de fuerza-longitud de Aquiles, es de gran ayuda

para tantas lesiones, incluidos todos los problemas de Aquiles, periostitis tibial, problemas de tobillo, todos los problemas de pantorrilla, todos los problemas de pie, etc. Es probable que influya en la mayoría de las lesiones de las extremidades inferiores, al menos en algún grado.
La medición de la flexibilidad del tendón de Aquiles (llamada dorsiflexión de la articulación del tobillo) se realiza a lo largo del lado lateral del pie y la pierna. Un brazo del dispositivo de medición (llamado goniómetro) se alinea desde el maléolo lateral hasta la cabeza del quinto metatarsiano, y un brazo se alinea desde el maléolo lateral a la cabeza del peroné. El eje del goniómetro está en la articulación del tobillo lateralmente. Luego, agarra el pie y supina ligeramente la articulación subastragalina y el eje longitudinal de la articulación de la mediotarsiana, invirtiendo el primer metatarsiano. Debe mantener esa posición de la articulación subastragalina mientras le pide al paciente que lo ayude a hacer la flexión dorsal del pie. Idealmente, a medida que el paciente hace la flexión dorsal con la pierna estable, el ángulo creado venciendo la tensión del gastrocnemio (rodilla extendida) es de 10-12 grados, y para la tensión del sóleo (rodilla flexionada) es de 15-18 grados. En mis viajes, he encontrado algunos profesionales que supinan más de lo necesario, por lo que obtendrán una flexibilidad normal de 0-5 grados. También he encontrado aquellos que permiten que la articulación subastragalina prone mientras miden, obteniendo más grados de lo normal. Creo que, si practicas esta técnica en 10 personas, el promedio debería ser de 10 grados con la rodilla

extendida y 15 grados con la rodilla flexionada, algunas más apretadas y otras más flojas. Si su promedio es menor o mayor que esto en muchos grados, debe volver y leer los pasos enumerados anteriormente. Al enseñar esta técnica, ocasionalmente he descubierto que algunos profesionales obtendrán de manera confiable 5 grados más o menos de dorsiflexión que yo, lo que es aceptable. Les digo que solo acepten su promedio como normal y que traten al paciente en base a eso. Uno de esos doctores dijo que todos sus pacientes tenían Aquiles acortados. Entonces, sus 0 grados eran 10 grados para mí, y tuvo que adaptarse en consecuencia.

¿Qué significa esto? Cuando damos un paso, para una transferencia armónica hacia delante del peso, nuestros tobillos deben poder flexionarse. En la mitad de la fase de apoyo medio, el peso de nuestro cuerpo está directamente sobre nuestro pie, y nuestra articulación del tobillo está en posición neutral o de 0 grados de dorsiflexión. Justo cuando levantamos los talones del suelo, al final de la fase de apoyo medio, el tobillo ahora se ha dorsiflexionado 10 grados con la rodilla recta. A medida que el talón se levanta del suelo, comenzamos la fase propulsora de la marcha, con la flexión plantar del tobillo y la flexión de la rodilla preparándose para levantar el pie y terminando con el apoyo de los dedos del pie en el suelo. Entonces, para una marcha armónica, el tobillo debe hacer dorsiflexión de 10 grados, a la vez que la rodilla está recta. Esta es la definición de dorsiflexión normal de la articulación del tobillo. Si tenemos menos de 10 grados, tenemos una

deformidad en equino, y si tenemos más de 12 grados, somos demasiado flexibles. Las mediciones son precisas en un margen de 2 grados, y pueden cambiar 2-3 grados de flexibilidad de la mañana a la noche. La medición es muy confiable con el mismo examinador, por lo que debería poder seguir a los pacientes y los cambios con programas de estiramientos. Si mide a los siguientes 10 pacientes de la misma manera y su promedio es de 8-12, lo está haciendo bien. Si su promedio es mayor que 15 o menor que 5, entonces los está midiendo de manera diferente que yo. Si mide cuidadosamente, que es el punto más importante, podrá observar la tendencia del Aquiles hacia una mayor flexibilidad o mayor tensión. Funcionará. La mayoría de mis pacientes tienen flexibilidad normal, así que, si la mayoría o si todos sus pacientes están acortados o muy flexibles, revisaría el examen con un colega o compañero de estudios.

Este es un momento perfecto para discutir la curva de fuerza-longitud de los tendones, donde los tendones normales de las extremidades inferiores (Aquiles, cuádriceps e isquiotibiales) se han medido ampliamente. La fuerza es el eje vertical y la longitud del tendón es el eje horizontal. La longitud normal de un tendón, donde se considera que no está tenso o no es demasiado flexible, se llama Longitud de descanso o Longitud fisiológica normal. Si el gastrocnemio es normal en la dorsiflexión de la articulación del tobillo de 10-12 grados, significa que está demasiado tenso a menos de 10 grados, y significa que está demasiado flexible a más de 12 grados. Lo mismo es cierto para el sóleo a 15-18 grados normales, menos de 15 grados significa que está demasiado tenso en algún grado, y más de 18 grados significa que está demasiado flexible en algún grado. La curva de longitud de fuerza argumenta que, lejos de su longitud fisiológica normal, cualquier tendón se debilita. Cuando un tendón está más tenso de lo que debería estar, también conocido como Aka Muscle Bound, los filamentos de actina y miosina están demasiado unidos, produciendo menos carga neurológica y, por lo tanto, una contracción menos poderosa. Cuanto más tenso está un tendón de lo normal, más débil se vuelve. He encontrado esto tan cierto y me ha ayudado a manejar muchas lesiones con este conocimiento. Lo mismo ocurre cuando el tendón está más flexible de lo normal, se debilita o se estira más. Aquí los filamentos de actina y miosina no están en contacto directo entre sí, por lo tanto, tienen menos carga neurológica y, por lo tanto, una función más débil.

Hay tantos ejemplos de cómo esto es importante, aunque solo mencionaré uno a continuación. Un paciente se presentó en la consulta con 2 años de evolución de tendinitis crónica de Aquiles. Las resonancias magnéticas y las ecografías anteriores no habían encontrado ningún problema. El tratamiento había sido el estiramiento de Aquiles tres veces al día, ortesis para la estabilidad del talón, aplicación de hielo, algo de fisioterapia para flexibilidad, ejercicios de fuerza y antiinflamatorios, y cuando no hubo mejoría, algo de acupuntura y una propuesta quirúrgica para alargar el tendón. El tendón

de Aquiles presentaba una ligera inflamación, pero no como la inflamación de la tendinosis. El paciente no pudo hacer 25 repeticiones de elevación del talón (mi "gold standar" de la fuerza de Aquiles). Cuando medí la dorsiflexión de la articulación del tobillo, encontré 29 grados con la rodilla extendida y 34 grados con la rodilla flexionada. Quién sabe cuál era la flexibilidad cuando comenzó, pero su estiramiento 3 o más veces al día durante 2 años probablemente había ido en la dirección equivocada.

Cuando le dije que quería que hiciese levantamiento del talón como ejercicios y usara zapatos con elevación del talón sin hacer estiramientos durante el próximo mes, me di cuenta de que realmente no creía en mí. También quería el fortalecimiento de Aquiles en 2 posiciones distintas sin llegar al dolor todos los días, ya que llevaría un tiempo hacer el ejercicio de levantar del talón con una pierna sin dolor, podía comenzar con ambos talones. Después del primer mes, comenzaba a sentirse sintomáticamente mejor, y sus medidas se habían reducido a 22 y 29. A final del mes siguiente, casi no tenía dolor, y sus medidas eran 17 y 26. Pasaron los 30 minutos de prueba de caminata rápida sin dolor a los dos meses y, así que comencé con él en un programa para caminar y correr, y comenzó a subir el talón con una sola pierna con 2 posiciones distintas para cada talón. Al final del cuarto mes, estaba corriendo 30 minutos sin dolor, y sus medidas eran 14 y 24. Le dije que todavía era demasiado flexible, pero ya estaba fuera de peligro. Disuadí cualquier forma de estiramiento durante otros dos meses y me aseguré de que calentara bien caminando o en una bicicleta estática antes de correr. Creo que, comentó que su flexibilidad se había medido en el pasado y resultó ser normal, porque una vez que los profesionales de atención primaria llegan midiendo a los 10 grados con la rodilla extendida, dejan de medir y no completan la medición exacta, por lo tanto, no encontrado el exceso de flexibilidad.

También quiero hablar sobre la medición de la dorsiflexión de la articulación del tobillo. Es posible realizar esta medición en ortesis muy estables, que no permiten ninguna compensación de pronación. En bipedestación se genera mucha más fuerza para pronar el pie, lo que permite que el astrágalo se posicione en flexión plantar dentro del tobillo, y la articulación subastragalina y la articulación de la mediotarsiana, permite un mayor adelantamiento de la tibia. Se debe hacer un gran estudio comparando los exámenes en descarga y en carga, pero no puedo ver cómo se trabajará la parte del efecto de la ortesis. Es muy difícil hacer un proyecto de investigación basado en la ortesis. Y, si permite que el pie prone durante la medición, los diversos grados aumentados por la pronación harán que cualquier estudio sea inútil. Debe crear estándares de reproducibilidad, y en descarga la medición del tobillo históricamente ha pasado las pruebas de reproducibilidad. Sé que, si tengo a alguien con demasiada tensión, y mido su flexibilidad, seré preciso en unos pocos grados, por lo tanto, en un mes o 6 meses, puedo reproducir la misma medición y verificar el progreso.

Esto se debe a que siempre mido el movimiento de la misma manera y la prueba es muy reproducible para el mismo examinador al menos.

72 Un paciente presenta tendinitis de Aquiles y metatarsalgia. La tensión de Aquiles se mide con la rodilla recta y flexionada. La dorsiflexión de la articulación del tobillo fue de -2 grados y 19 grados. ¿Qué músculo está tenso?

_____

(ver apéndice 12)
Deformidades de Antepié
(Diferente funcionamiento entre el antepié varo y el antepié valgo, y ¿cómo afectara eso en el tratamiento?

Deformidades de Antepié
(Derecho)_____
(Izquierdo)_____
Después de la movilización (si es varo)
(Derecho)_____
(Izquierdo) _____

Las deformidades del antepié son la relación que existen entre la zona distal del pie y la zona proximal del pie en descarga. Son distintas variaciones de alineación que existen en el antepié, las que con una posición de la articulación subastragalina neutra y relajada pueden definir como se posiciona el retropié. Se miden con el paciente en decúbito prono colocando la articulación subastragalina en posición neutra y en pronación máxima la articulación mediotarsiana. Esta será la misma maniobra a la hora de tomar el molde para las ortesis personalizadas, con la articulación subastragalina neutra y la articulación de la mediotarsiana en máxima pronación. Algunos prefieren hacerlo en decúbito supino y otros prefieren en prono, pero tienden a obtener los mismos resultados a menos que la articulación mediotarsiana sea inestable o muy flexible. El Apéndice 9 repasará la toma del molde con la articulación subastragalina neutra y sus distintas variaciones. Sé que la toma de moldes con escayola es muy diferente de la caja de espuma, por lo que no es fácil tomar decisiones de tratamiento cuando se utilizan estas distintas técnicas Las deformidades comunes de antepié evertido son: valgo del antepié, primer radio plantarflexionado, antepié pronado y las deformidades invertidas comunes del antepié son: varo de antepié, cuarto y / o quinto radios plantarmente flexionados y antepié supinado. Algunas son deformidades estructurales que no cambiarán, otras son deformidades combinadas que algunas cambiarán, y también hay deformidades funcionales que pueden desaparecer por completo con el tratamiento adecuado. Si las deformidades del antepié influyen en la fabricación de sus ortesis, le recomiendo observar cuidadosamente la deformidad medida en la mesa y en el molde de escayola (debe estar dentro de los 2 grados, aunque hay más discusión en el Apéndice 9), y volver a medir cada 2 años. Si el resultado de la medición cambia más de los 2 grados se considera aceptable, y se renuevan moldes.

Cuando mides el varo del antepié, solo los cirujanos, necesitan saber si esta deformidad se debe realmente a la presencia de un 4 o 5

metatarsiano en flexión plantar. Lo trataré de la misma manera que el antepié varo o supinado, lo que significa que es la misma deformidad con la que tengo que lidiar en una ortesis con un antepié invertido respecto al retropié. Es muy importante saber si se trata de un antepié supinado, ya que parte o la totalidad de la angulación invertida patológica se puede eliminar mediante la movilización del antepié respecto al retropié. Mantiene el talón estable, generalmente después de 5 minutos aplicando calor con una toalla en la parte superior del pie, e intenta reducir la supinación aplicando eversión al antepié varias veces. El Dr. Paul Scherer popularizó el concepto de ejercer presión sobre la cabeza del primer metatarsiano desde la parte superior, mientras movilizaba desde la posición supinada hacia plantar, haciendo eversión para eliminar cualquier posición supinada. Lo menciono por completo, pero no lo he usado nunca. Yo uso la técnica de manipulación. Es importante tener en cuenta que si mide la angulación en varo del antepié, puede intentar la reducción del varo antes de la toma de moldes. El antepié supinado se produce por la eversión mantenida del talón, esta deformidad funcional se produce principalmente por la supinación del eje longitudinal de la articulación mediotarsiana. Si encuentra un de antepié, sin una posición evertida del talón en descarga, no puede haber una deformidad en supinación. El antepié varo (donde el primer metatarsiano está posicionado más alto que el segundo, y en angulación descendente hacia el quinto metatarsiano, siendo este el más bajo cuando contacta con el suelo), forzará al talón a evertir (pronación) para dar apoyo a los metatarsianos. Técnicamente, con solo 5 grados de antepié varo se provoca que el talón evierta 5 grados, todo esto acompañado de muchas otras fuerzas, se generará al menos un problema relacionado con la pronación. La medición de la deformidad del antepié, antes y después de la movilización, se realiza en pies que presentan antepié varo. El antepié varo o, mejor dicho, deformidades invertidas del antepié, pueden ser estructurales, funcionales o combinadas.

Si tiene un antepié varo, medido con el paciente boca abajo en posición neutra de la articulación subastragalina, el antepié se invertirá respecto al retropié (medido en una línea perpendicular a la bisección del talón). Sin embargo, hay una deformidad funcional llamada antepié supinado, que puede resolverse con movilización o después de una corrección prolongada de la pronación. El antepié supinado se crea por la fuerza reactiva del suelo cuando el talón prona. Con la eversión del talón más allá de la perpendicular, el antepié se deforma crónicamente hacia arriba en el plano frontal, causando el antepié varo. La manipulación del varo del antepié antes de la toma de moldes se realiza generando una fuerza de eversión del antepié mientras el talón se mantiene estable. La deformidad del antepié varo se mide antes y después de la movilización para ver si se redujo algo de supinación. Comúnmente, una deformidad invertida del antepié de 12 grados, si es total o parcialmente funcional, puede reducirse a 6 grados o menos. Entonces, la corrección del 50% es común en este tipo de problema

funcional. Algunos médicos usan calor durante 10 minutos antes de la movilización para ayudar en la flexibilidad del pie.

¿Porque es esto importante? Como verás, cuando hablemos de los elementos de la ortesis (apéndice 8), las angulaciones en varo del antepié no son una tarea fácil de realizar correctamente. Cuanto más alto sea el varo del antepié en el molde, más modificación se necesitará aplicar en la corrección del molde positivo. Esto no se produce en antepié valgo. En un varo de antepié de más de 4-5 grados, podrá usar el sistema de equilibrado de Root, empujando el primer radio en flexión plantar y así evitar su bloqueo. Pero, con más de 5 grados tendrás que realizar una ortesis de Root modificada, eliminando el termoplástico de debajo del primer y segundo metatarsiano, para que tengan capacidad de hacer flexión plantar, o puede cambiar de técnica por completo, y hacer la técnica ortesis invertida. El apéndice 8 describe todas estas modificaciones ortésicas. Entonces, si el antepié tiene capacidad para reducir algo de esa posición invertida, esto hará que la ortesis sea más estable y tendrá que hacer menos modificaciones en el molde. Por lo tanto, ya ha medido la posición del talón en reposo como una de sus mediciones iniciales. Solo si tiene capacidad de eversión habrá una posibilidad de que aparezca el antepié supinado. Si mide un talón posicionado en eversión, y mide una deformidad de antepié en inversión, esa deformidad puede ser un antepié varo o un antepié supinado. Luego puede movilizar el antepié respecto al retropié, incluso si no va a tomar un molde en ese momento, para ver si algo de la posición invertida se reduce. Si es así, antes de tomar el molde, aplique calor durante diez minutos antes de la maniobra. En honor al Dr. Paul Scherer recientemente fallecido de ProLab USA, si se sospecha un antepié supinado, les enseñó a los alumnos a hacer la flexión plantar del primer metatarsiano. Nunca he hecho esto, pero el principio es sólido. Como se explica en el Apéndice 9 sobre la toma de moldes, uno de los problemas con la toma de moldes en antepié supinado es que si hay laxitud en la parte media del pie, cualquier posición invertida del antepié puede eliminarse por la fuerza invisible de la gravedad. La posición en decúbito prono para la toma de moldes es mejor en casos de laxitud ligamentosa, cuando existe una relación de antepié varo respecto a retropié.

73 La técnica de ortesis invertida se puede utilizar en todos los casos de pronación, incluida la pronación excesiva causada por el antepié varo / o por el antepié supinado por compensación de la eversión del talón. La mayoría de los laboratorios hacen un trabajo maravilloso al reducir el varo del antepié a grados menores (menos de 5), pero los grados más altos de deformidades invertidas del antepié, cuando se corrigen, causan demasiado bloqueo del primer radio, limitando la propulsión. Si mide 10 grados de varo en el antepié, pero la manipulación reduce la medición a 5 grados, ¿cuál sería el ángulo de eversión de una ortesis invertido? _____ (ver apéndice 12)

Rango de movimiento del primer radio

(¿tiene un primer metatarsiano plantar flexionado, un metatarso primus elevatus, los sesamoideos tienen un rango de movimiento para luxarse?)

Rango de movimiento del Primer Metatarsiano
Derecho (arriba)_____ (abajo)_____
Izquierdo (arriba)_____ (abajo)_____

El rango de movimiento del primer radio, y la evaluación del arco anterior de los metatarsianos, es crucial en cualquier cirugía del antepié y del tratamiento conservador en esta zona (por ejemplo, fracturas sesamoideas). Medimos el rango de movimiento del primer radio, con el mismo punto de referencia que las deformidades del antepié, con la articulación subastragalina en una posición neutra y la articulación del mediotarsiana en pronación máxima. Cuando se mide el movimiento, se relaciona este, con un punto de referencia fijo o estable. Esto es como la dorsiflexión de la articulación del tobillo, donde el pie se mueve sobre una pierna estable. Aquí, con el rango de movimiento del primer radio, el segundo metatarsiano es estable y el primer metatarsiano se mueve en relación con él. Idealmente, el primer metatarsiano se mueve igualmente hacia arriba (5 mm) y hacia abajo (5 mm) en relación a la segunda cabeza metatarsiana. En un primer metatarsiano plantar flexionado, hay más en flexión plantar o está de manera general en una posición más plantar. En un metatarsus primus elevatus, hay más movimiento dorsal o está de manera general en una posición más dorsal. El rango de movimiento promedio ya sea hacia arriba o hacia abajo, define la deformidad. Dado que toda nuestra transferencia de peso termina a través del hallux, estas son medidas de vital importancia.

Necesitamos un primer metatarsiano por debajo del plano del segundo metatarsiano para obtener una buena propulsión. En la propulsión, el segundo metatarsiano hace de estabilizador y el primer metatarsiano empuja al suelo. Si el primer metatarsiano se eleva por encima del segundo, y no puede empujar, tienden a suceder tres cosas:

1. El peso permanecerá lateral, con demasiada presión sobre los metatarsianos menores.
2. El peso se desplaza de manera anormal a un primer metatarsiano inestable, lo que provocará una fase de apoyo medio tardía o pronación en la fase propulsiva.
3. La marcha es apropulsiva en el despegue.

74 La primera cabeza metatarsiana es el final de la columna medial. Es la tercera pata de nuestro trípode de soporte. Un primer metatarsiano elevado es un desastre para la estabilidad de la columna medial, y si está presente, debemos dar apoyo debajo de la cabeza del primer metatarsiano para levantar el terreno. ¿Cómo se llama esta ortesis?

(ver apéndice 12)

Posición neutra de la articulación subastragalina

(¿son hipermóviles, limitada, quizás con una coalición tarsal, tienen el rango de movimiento necesario para obtener una posición vertical del talón o funcionan alrededor de la posición neutra?)

Posición neutra de la articulación subastragalina
(Derecha) Inv___Ev___ N___
(Izquierda) Inv____Ev____ N___

Rango de movimiento total - ⅔ RdMT = De posición neutra a máximamente pronada
En primer lugar, esta es la segunda posición ideal del pie, con el talón centrado respecto a la parte posterior de la pierna. Ya hemos discutido cómo se alinea el talón con respecto al suelo en posición neutra de calcáneo en apoyo. Se trata obtener puntos de referencia. La estabilidad ideal de la extremidad inferior necesita el hueso del talón vertical (no invertido ni evertido), y la alineación del talón con la pierna no debe estar invertida ni evertida. Pero no vivimos en un mundo perfecto. Existen numerosas deformidades en varo y valgo de la tibia, o simplemente diferentes posiciones de las tibias respecto al suelo, debido a problemas de alineación de la rodilla, y numerosas deformidades en varo y valgo del calcáneo, y luego numerosas posiciones neutras de las articulaciones subastragalinas en varo y valgo. Siempre estamos centrando el talón cerca de la verticalidad, ya sea, invirtiendo el talón o evertiéndolo para que el paciente sea más estable. Se sabe que cuando está evertido o invertido en el suelo es donde encontramos la máxima estabilidad. Esta medida nos ayuda a comprender lo que estamos haciendo para lograr la estabilidad. También veo tantas coaliciones del tarso, que esta medición utilizada no funcionará. La posición neutra de la articulación subastragalina define la relación del talón

con el astrágalo en carga, y es muy útil para diferenciar variaciones y cambios en el tratamiento. Lo utilizo en mi práctica para tener una idea de la capacidad de movimiento: es normal con aproximadamente 30 grados, hipermóvil con más de 30 grados y limitado, como en los casos de coalición tarsal. La posición neutra de la articulación subastragalina es la posición donde el calcáneo se alinea con el astrágalo. Cuando mueves la articulación subastragalina con el astrágalo fijado, la posición neutra se percibe o se puede calcular como el rango total de movimiento menos 2/3 de ese movimiento general. Estos son los grados de eversión máxima (dado que la regla es ⅔ del movimiento de la articulación subastragalina es supinadora) que se llaman posición neutra de la articulación subastragalina. Por ejemplo, en un mundo perfecto, la articulación subastragalina tiene 20 grados de inversión y 10 grados de eversión con un total de 30 grados. Si la posición neutra es 30 grados menos 20 de la eversión máxima (1/3 en total), entonces la posición neutra se consigue sin la inversión ni la eversión del astrágalo. En otro ejemplo, si el rango de movimiento es 15 inversión y 15 eversión, 30 menos 20 significa que la posición neutra es 5 evertida. Así es como definimos el varo o valgo de calcáneo, por su relación con el astrágalo.

En realidad, miro algunos grados de medición, pero prefiero medir la posición por la sensación que se menciona a continuación.

Los deportes como el ballet, que han estudiado esta posición durante siglos, saben su importancia. Cuando estás en puntas en el ballet, una posición pronada desde la posición neutra se llama aleteo, y una posición supina desde la posición neutra se llama hoz. Estos defectos mecánicos en una bailarina de ballet, que funcionan lejos de la posición neutra ideal de la articulación del tobillo, son desastrosos en términos de lesiones. Cuando la alineación de la articulación subastragalina es neutra, hay fuerzas que van desde el pie hasta el tobillo y luego hasta la rodilla. Es una posición extremadamente estable, que necesita muy poca potencia muscular para mantener su posición durante una posición prolongada. Una regla general de la podología ha sido que la posición ideal de estabilidad se consigue cuando la articulación subastragalina está neutra y esto se corresponde con una posición vertical del talón. Dado que esto solo ocurre a veces, debido a las variaciones en las articulaciones subastragalinas, y debido a la presencia común de varias deformidades en varo del retropié, la tendencia común de estabilizar a alguien colocando la posición del talón cerca de la vertical puede no ser correcta. Creo que la verticalidad del talón, y no la articulación subastragalina neutra, es el objetivo de tratamiento más común que ahora se practica en podología. En mi trabajo en biomecánica y medicina deportiva, las 2 posiciones que trato de obtener comúnmente en el tratamiento de pacientes son: la verticalidad del talón o un talón invertido debido a un varo tibial o algún problema de periostitis, rodilla y cadera que necesita aún más fuerza de inversión, lejos de la verticalidad del talón. La ortesis invertida usa una fuerza de inversión para provocar una posición invertida del talón y lo lleva hacia la verticalidad. He utilizado hasta 12 grados de inversión en una ortesis funcional solo para llevar el talón a una posición vertical (desde una posición evertida). Sin embargo, puede usar esa misma fuerza de inversión para pasar un pie de ligeramente invertido a 6-8 grados de inversión si esto ayuda a su alineación.

El Dr. Merton Root me enseñó dos métodos. Con el paciente en decúbito prono, primero biseccionamos el talón como se describió anteriormente y movemos el talón hacia medial y hacia lateral con el astrágalo y la tibia fijados. Esto debería ser un puro movimiento de la articulación subastragalina. Luego, con nuestra otra mano, llevamos nuestros dedos a los lados medial y lateral del astrágalo frente a los maléolos. Movemos el talón hacia medial y hacia lateral lentamente mientras buscamos un lugar donde sintamos el cuello del astrágalo igual a ambos lados de la articulación. Cuando se prona la articulación subastragalina, se puede sentir más el astrágalo por medial. Cuando se supina la articulación subastragalina, se puede sentir más el astrágalo por lateral. Una vez que tenga esa sensación uniforme del astrágalo en ambos lados, ahora puede medir la posición neutra directamente y ver si corresponde a su fórmula ⅓ y ⅔. El otro método es un movimiento suave de la articulación subastragalina con un poco de fuerza en el antepié. Nuevamente, el paciente en decúbito prono y el talón biseccionado. Puede sentir un trazo creado por el eje de la articulación. Comience con

la articulación subastragalina en inversión total y luego deje que el talón evierta lentamente. A medida que se mueve a través del arco de movimiento, puede percibir dónde el descenso de la inversión se convierte en el suave movimiento hacia la eversión. Esa es la posición neutra de la articulación subastragalina.

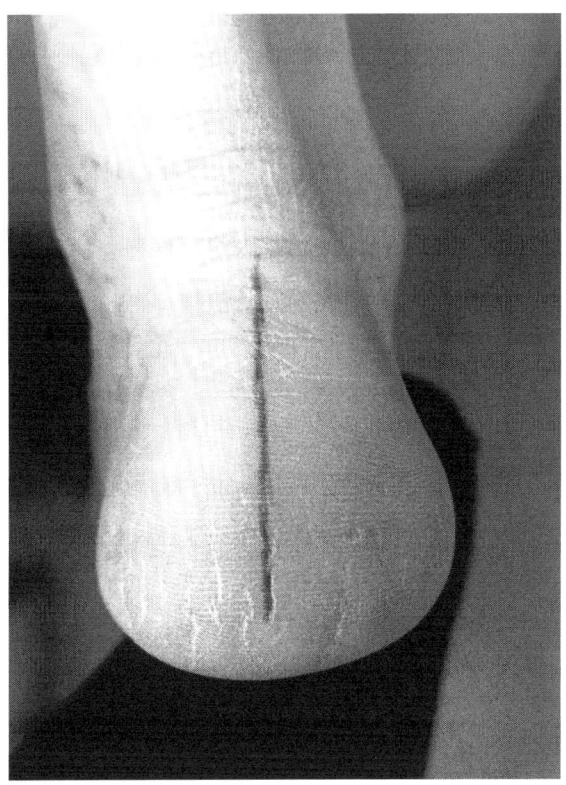

¿Cuándo uso la posición neutra de la articulación subastragalina en mi práctica diaria?

1. Coloco la posición neutra de la articulación subastragalina para la toma de moldes.

2. Coloco la posición neutra de la articulación subastragalina para medir las deformidades del antepié y la alineación metatarsiana.

3. Si la posición neutra de la articulación subastragalina es la ideal, saber si está vertical, evertida o invertida respecto a la

tibia o al suelo, puede ayudarlo a comprender cómo funcionan los zapatos, las ortesis o las cuñas.

Un ejemplo común es un paciente que tiene piernas arqueadas. Todos pueden ver que las piernas arqueadas significan que hay un alto grado de varo tibial, por lo tanto, varo del retropié. Este paciente en particular tenía síndrome del túnel tarsal de larga evolución con algunos problemas degenerativos de la espalda. Su estudio de conducción nerviosa mostró un problema con el nervio tibial posterior que atraviesa el túnel tarsal, pero también degeneración en la parte baja de la espalda, y en algún momento se contemplaba cirugías del túnel tarsal y de la espalda.

El paciente tenía ortesis de aspecto atractivo que parecían ayudarlo a colocar el talón en una posición vertical. Después de evaluar al paciente biomecánicamente, y de valorar la posición relajada del calcáneo en apoyo y la posición neutra de la articulación subastragalina, era obvio dónde se encontraba uno de sus problemas. La posición relajada era 4 invertida, y la posición neutra era 1 grado invertida. Con 7 grados de varo tibial, la posición neutra del calcáneo era 8 invertida. El paciente tenía un rango de movimiento total de 15 grados, 11 en inversión y 4 grados de eversión. Su cálculo de posición neutra fue (15-10 = 5 grados desde la eversión máxima). Cuando mido la posición neutra minuciosamente, puedo fallar en un grado de diferencia. Una ortesis hecha para sostener el talón en posición vertical (la posición del talón en reposo en la ortesis estaba invertida 1 grado), una posición que el paciente no podía tolerar, estaba ejerciendo una terrible fuerza pronatoria sobre la articulación subastragalina y sobre el túnel tarsal. Tenía muchas opciones de tratamiento: ortesis de Root estándar con 7 grados de inversión (2 por encima del más pronado), ortesis de Root estándar con 3 grados de inversión y 3 mm Medial Kirby skive, o una ortesis invertida de 25 grados que genera una fuerza de 5 grados de inversión. Utilicé la técnica de ortesis invertida de 25 grados, y luego realicé la inversión a 35 grados con un Medial Kirby skive después que le paciente obtuvo una mejora parcial.

Este tratamiento biomecánico ofreció una ayuda maravillosa y se combinó con un gel nervioso tópico, neurodinamia, unidad TENS y una cuña de varo de 30 mm a la suela de sus zapatos. Una de las cosas más tristes al inicio, fue que aunque me ayudó con el tratamiento del dolor, al principio de su tratamiento había notado una mejora significativa con un par de zapatos rotos en el lateral, y se lo había contado a los médicos. Un proveedor de atención médica le había dado algún tipo de cuña en varo que también le había ayudado. Pero, para cuando obtuvo las ortesis personalizadas, la posición vertical del talón se mantuvo con cada paso. Seguí a este paciente por un tiempo, todos sus síntomas del túnel tarsal se resolvieron, excepto por un brote después de unas vacaciones en la playa donde usó chanclas durante varias semanas. Eventualmente tuvo algún tipo de cirugía en la espalda, pero no tuvo más problemas por el túnel tarsal.

#75 El rango de movimiento de la articulación subastragalina es de 21 de inversión y 12 de eversión. Hay 4 grados de varo tibial. Hay un valgo del antepié de 10 grados que causa la supinación en la fase de contacto. La posición del talón en reposo es 5 grados invertida. ¿Cuál es su Posición neutra de calcáneo en apoyo? _____
(ver apéndice 12)

Paciente en decúbito supino:

Eje de la articulación subastragalina

Eje de la articulación subastragalina

Derecho_____
Izquierdo_____

El Dr. Kevin Kirby, podólogo de Sacramento, California, popularizó el concepto a principios de la década de 1990 de la existencia de variaciones en el eje subastragalino y de una técnica para identificar esa posición. Discutió que si su ortesis, o cuña, no tuviera suficiente potencia en el lado medial del eje de la articulación, nunca detendría la fuerza de la pronación patológica. Su Medial Kirby Skive, y mi técnica de ortesis invertida, han tratado de generar una fuerza para desacelerar la pronación de la articulación subastragalina cuando esta es excesiva. Lo mismo pasas cuando el eje articular subastragalino está desviado lateralmente, debe estabilizarse con un Lateral Kirby Skive, apoyo de cuboides de Feehery, modificación de Denton, soporte de deformidad invertida máxima del antepié y

modificación de Fettig para detener las tendencias a la supinación. Le remito al artículo del Dr. Kirby sobre la evaluación del eje de la articulación subastragalina.

Creo que es importante sentir el movimiento de la articulación subastragalina. Muévalo suavemente a través de su rango de movimiento. ¿Es ese movimiento suave? ¿Es ese movimiento limitado, normal o excesivo? ¿Es el movimiento normal triplanar, o es más transversal? El eje de la subastragalina verticalizado proporciona más movimiento en el plano transversal, y eso puede ser difícil de controlar con una ortesis de Root estándar. Para la mayoría de mis pacientes con el eje de la subastragalina verticalizado uso la técnica de ortesis invertida debido al movimiento pronatorio del plano transversal.

Rango de movimiento de la articulación mediotarsiana

Rango de movimiento de la articulación mediotarsiana

(Derecha)_____
(Izquierda)_____

Con el paciente en decúbito supino, coloque la articulación subastragalina neutra, sostenga el talón firmemente para evitar que se desvíe y mueva la articulación mediotarsiana. Haga esto a los siguientes cien pacientes y vea las variaciones. Algunos de los pacientes apenas se mueven, algunos tienen más abducción y aducción en el plano transversal, algunos tienen un movimiento excesivo donde la articulación parece no tener puntos de estabilidad (les digo a estos pacientes que diseñar una ortesis para ellos puede ser como clavar gelatina a una pared). Esta es la calidad del movimiento de la articulación de la mediotarsiana y puede tener una gran variabilidad. Cuanto más estable sea la articulación mediotarsiana, más fácil será estabilizarla con una ortesis. Cuanto menos estable sea la articulación mediotarsiana, más difícil será (un proyecto de arte). Cuanto más se mueva en el plano transverso, más aletas laterales debe haber en la ortesis para bloquear la abducción del antepié en la cadena cinética cerrada respecto al retropié y es la única razón por la que puede utilizar la técnica de ortesis invertida. Nuevamente, esta es una observación simple, pero si puede detectar a los pacientes difíciles, le ayudará en su tratamiento.

76 Si un eje articular produce más movimiento en el plano transverso, el eje está orientado más vertical, por lo tanto, se considera un eje vertical si ese es el movimiento dominante. Un eje transverso producirá principalmente movimiento en el plano _____.
(ver apéndice 12)

Inversión de tobillo, eversión y fuerza de dorsiflexión
Pruebas de fuerza adicionales

(Derecha) Inversión_____
(Izquierda) Inversión_____
(Derecha) Eversión_____
(Izquierda) Eversión_____
(Derecha) Dorsiflexión_____

(Izquierda) Dorsiflexión_____

La biomecánica trata tanto de la fuerza como de las deformidades e inestabilidades. Un programa de fortalecimiento es clave para ayudar a los pacientes a ser más estables. Hay 4 direcciones de movimiento para desarrollar fuerza y detectar debilidades en el tobillo. Ya hemos cubierto la fuerza de flexión de Aquiles o plantar. Las otras 3 direcciones para ser probadas y fortalecidas cuando sea necesario son inversión, eversión y dorsiflexión. Estos se pueden dividir aún más en 7 direcciones para aislar aún más un músculo individual. Estas 7 direcciones son:
1. Inversión en tobillo neutro - tendón tibial anterior.
2. Inversión en flexión plantar del tobillo - tendón tibial posterior.
3. Eversión en dorsiflexión del tobillo – tercer peroneo.
4. Eversión en tobillo neutro- peroneo lateral largo.
5. Eversión en flexión plantar del tobillo - peroneo corto.
6. Dorsiflexión con articulación subastragalina neutra-extensor largo del primer dedo.
7. Dorsiflexión con articulación subastragalina en pronación- extensor largo de los dedos.
Por supuesto, cada dirección nos dará cierta superposición, pero es importante poder aislar los músculos para evaluar la fuerza y hacer la rehabilitación.
En general, realizo las pruebas y el fisioterapeuta realiza la rehabilitación, pero es importante seguir el progreso de sus pacientes. Quiero ver si el fisioterapeuta tiene al paciente con ejercicios globales

funcionales y de aislamiento. Los únicos tipos de ejercicios de fortalecimiento que uso son:

1. Rango de movimiento activo (con gravedad).
2. Rango de movimiento activo (contra la gravedad).
3. Isométrico (misma longitud).
4. Resistencia progresiva.
5. Isotónico (mismo peso).
6. Funcional (donde los grupos de retención se fortalecen juntos).
7. Isocinético (misma velocidad, pero rara vez se usa).

Las reglas generales de fortalecimiento que he aprendido:

1. Comience a fortalecer un área lesionada lo antes posible.
2. No debe haber dolor con los ejercicios, o al menos, no haber dolor después de completar los ejercicios.
3. Todos los programas de fortalecimiento deben incluir ejercicios de aislamiento para el músculo lesionado individual o los músculos más cercanos al área lesionada.
4. Cada mes después de la visita debe registrar una mejora de la fuerza.
5. Es importante averiguar dónde está la fuerza del paciente para utilizar el nivel apropiado de fortalecimiento (resistencia progresiva frente a isotónica frente a isométrica, etc.).

77 ¿Cuál de estos ejercicios no ayudaría a alguien con pronación severa?
1. Tendón tibial posterior.
2. Músculo sóleo.
3. Rotadores internos de cadera.
4. Peroneo lateral largo.
5. Piramidal.
(ver apéndice 12)

Apéndice 6: Control de la pronación (de simple a complejo)

Ortesis sin prescripción para el control de la pronación

Ha habido una explosión del uso de ortesis sin prescripción en el mercado que afirman o casi afirman que pueden decidir, tanto como la opinión de un experto, y cuál es la mejor biomecánica para el consumidor. Sí, las ortesis de venta libre pueden ayudar al proporcionar un poco de apoyo y / o amortiguación, pero también pueden ser muy perjudiciales para la salud del paciente. Cuando sufren una lesión, los pacientes leen en internet lo que les puede ayudar en su patología y comienzan a crear una lista de elementos útiles para su recuperación. Reciben ortesis inadecuadas, hacen estiramientos inadecuados, usan calor, no hielo o viceversa, se cambian a zapatos inadecuados, reciben consejos o tratamientos inadecuados para el cuidado de la salud y por tanto las lesiones empeoran. ¿Con qué frecuencia sucede esto? A diario se llena mi consulta con este tipo de problemas. Incluso cuando lo hago todo bien, hay muchos caminos para ayudar a alguien, y también muchas maneras de equivocarse, es un viaje humillante a veces ayudar a las personas. Por lo tanto, no soy fanático de los anuncios o videos de YouTube que afirman un 99% de alivio del dolor en el talón si compra este producto o hace este ejercicio. Sí, los pacientes aún necesitan a su podólogo para mejorar su lesión.

Sin embargo, me encanta recomendar a mis pacientes a que obtengan varias de las ortesis de venta libre que puedo personalizar (controlar) para ayudar con su problema. Normalmente uso los productos Sole y Powerstep, que no tienen termoplástico, por lo que puedo personalizarlos según sus necesidades y sensibilidades. Normalmente aumento el arco medial, pero a veces tengo que bajarlo. Por lo general, añado una cuña en varo en la ortesis, y a veces tengo que hacerlo en valgo. A veces amortiguo el talón o levanto el talón, o corto el área de debajo de los dedos o antepié. Mis ajustes a estas ortesis siguen la misma lógica que con las ortesis personalizadas: trato de hacer que el paciente se sienta más estable y cómodo.

Cuñas en Varo para el control de la pronación

Las cuñas en varo, también llamadas cuñas del corredor, han sido un dispositivo crucial en la medicina deportiva y las prácticas ortopédicas. Para el paciente de tamaño promedio, 2mm de cuña es equivalente a 1 grado de cambio en varo del pie a una posición más invertida. Por lo tanto, es bastante común que se usen cuñas en varo de 6mm o 10mm para producir una fuerza de inversión de 4 o 6 grados en el talón para controlar fuerzas de pronación excesivas, o invertir el talón para un mejor soporte en varo del retropié, o para relajar el estructuras en el tobillo medial como el túnel tarsal, o cuando se trata la rodilla, puede intentar abrir el compartimento lateral de la rodilla

cuando hay una lesión, o simplemente tratar de estabilizar las fuerzas de rotación interna medialmente. Las cuñas en varo, por supuesto, controlan la posición del talón en el contacto del talón y tienen menos poder para ayudar a un corredor de antepié, o cualquier fuerza en la fase propulsiva de la marcha, por lo tanto, las cuñas en varo para los corredores o para la pronación de la fase propulsiva deben incluir corrección en el antepié. He utilizado distintas cuñas en mi práctica durante años, para ayudarme con los problemas de pronación. Son fáciles de hacer, y las variaciones se pueden hacer más largas para tener más efecto. Las cuñas en varo actúan sobre muchos puntos de la biomecánica: cambio de posición, ralentización del movimiento de pronación, apertura de un área lateral de la articulación de la rodilla, aumento de la carga medial del talón, el tobillo y la rodilla y, en general, estabilización de la parte inferior de la pierna.

Vendaje con Tape en el control de la pronación

El vendaje en "J" para el control de la pronación, el leukotape es el rey en los procedimientos de vendaje. Se utiliza para problemas muy importantes, como el síndrome del túnel del tarso relacionado con la pronación, la disfunción del tendón tibial posterior y para la curación después de los procedimientos de pie plano, mientras que las ortesis y la ganancia de fuerza están cambiando. Esta cinta funciona en la posición del talón y la pronación de la

articulación subastragalina o del tobillo.
https://youtu.be/AcSSyBfFocE
El clásico Low Dye con sus muchas versiones ayuda principalmente con la parte de la articulación del mediotarsiana en la pronación del pie y algunas articulaciones subastragalinas. Es crucial saber cuándo se necesitan estas diferentes correcciones.
En mi práctica, el clásico Low Dye tape ha sido reemplazado por Quick Tape de supportthefoot.com, pero estoy seguro de que cada uno tiene sus ventajas. Si no obtengo el alivio que deseo con el vendaje, experimento con todas las variaciones que existen.
https://youtu.be/shK6SyUuPl4

Fortalecimiento y flexibilidad en el control de la pronación

La pronación excesiva del pie es un torque de rotación interna que puede afectar a varias estructuras en cualquier momento cuando hay demasiado movimiento, cuando es demasiado rápido, cuando es demasiado largo en el tiempo o termina dejando al cuerpo mal alineado. Los zapatos con estabilidad, los cambios simples de la actividad, los vendajes para el control de la pronación y las ortesis correctivas, pueden ayudar a minimizar el estrés y evitar que se vuelvan a producir. Los ejercicios de fortalecimiento utilizados para combatir el estrés de la pronación en el cuerpo son: musculatura intrínseca, tibial posterior, tibial anterior, peroneo lateral largo, gastrocnemio y sóleo, isquiotibiales laterales y rotadores externos de cadera. Los ejercicios de estiramiento que parecen ayudar con facilidad a las fuerzas pronatorias son:

Aquiles y fascia plantar, isquiotibiales mediales y rotadores internos de cadera.
Ortesis personalizadas para el control de la pronación

Con 27 lesiones y patrones de dolor asociados con la complejidad de algún tipo de pronación anormal del pie (consulte el apéndice 1), ya sea la cantidad de movimiento, la velocidad del movimiento, el momento del movimiento, la posición general en la que la pronación deja la pierna, y la dirección principal del movimiento en los planos frontal, sagital o transversal, es importante comprender los poderosos elementos de una ortesis funcional a medida. Utilizo ortesis personalizadas cuando mi evaluación revela una complejidad que otras formas de control de la pronación no abordarán adecuadamente, cuando estoy tratando a un niño en crecimiento quiero asegurar que tenga un buen crecimiento y que vaya en consonancia perfecta con sus pies, en síndromes de dolor crónico no quiero correr el riesgo de que una ortesis de venta libre ayude poco o nada, ya que podría hacerlo mejor con una ortesis a medida.
En el apéndice 8, desgloso los tipos de ortesis y todas las variables de prescripción comúnmente utilizadas en podología. Guardaré la discusión hasta entonces.

Lista de elementos disponibles para ayudar en el control de la pronación
1. Ortesis de venta libre que se pueden personalizar.
2. Cuñas en Varo.
3. Cuña en Varo en la mediasuela.
4. Cuña en varo en la suela exterior.

5. Vendaje en "J".
6. Low Dye o Quick tape.
7. Ejercicios de fortalecimiento.
8. Ejercicios de estiramiento.
9. Cambios a calzado más estable.
10. Uso de bota de caña alta.
11. Ortesis personalizadas.

78 Cuando está ayudando a alguien con uno o varios síntomas de pronación excesiva, ¿cuál de los siguientes elementos debe considerarse comúnmente útil?
1. Cuñas en varo de talón.
2. Soportes con apoyo del arco.
3. Quick tape de supportthefoot.com.
4. Leukotape para el control de eversión del talón.
5. Low Dye tape.
6. Zapatos para el control del movimiento.
7. Ortesis personalizadas.
8. Todo lo anterior.
(ver apéndice 12)

Apéndice 7: Papel y tratamiento de los músculos débiles y tensos en biomecánica

Principios del estiramiento

Al tratar la extremidad inferior, es muy importante enfatizar el estiramiento de los grupos musculares más importantes: arco plantar, pantorrilla, cuádriceps, isquiotibiales, banda iliotibial, flexores de cadera, extensores de cadera y aductores de cadera. De estos 8 grupos, hay variaciones que son importantes, como separar el estiramiento del gastrocnemio y el sóleo mientras se hacen estiramientos de pantorrillas. Aquí están los principios básicos que enseño. Si los pacientes aprenden algunos al principio, puede desarrollar estos principios para que se conviertan en pacientes inteligentes. Los 14 consejos generales de estiramiento son:

1. Mantenga cada estiramiento de 30 a 60 segundos y repítalo dos veces. Mi entrenador utiliza el principio para cualquier persona mayor de 30 años, espere un segundo por cada año vivido.
2. Alterne entre ambos.
3. No rebote mientras estira, manténgalo prolongado.
4. Respire profundamente mientras se estira para llevar oxígeno al tejido (una respiración profunda durante 6 segundos).
5. Estirar antes de las actividades debe hacerse después de un calentamiento ligero (no estirar en frío).
6. Estirar después de un entrenamiento te producirá más beneficio ya que el tejido se calienta.
7. Si un lado del cuerpo está más contracturado, haga el doble de ese lado para buscar gradualmente el equilibrio.
8. Si desea ganar flexibilidad, estírese 3 veces al día si hace ejercicio ese día o no.
9. Si desea mantener la flexibilidad, estire una vez al día.
10. Nunca estire hasta el dolor.
11. Asegúrese de que al estirar su cuerpo esté estable.
12. Estire el tejido en diferentes posiciones para ver si encuentra algo de tensión.
13. Si está dolorido y puede encontrar un estiramiento que lo ayude, está en camino de mejorar.
14. Si al estirar el área dolorida no hay ninguna diferencia, puede estar estirando un tendón que es demasiado flexible (medirlo),

o el dolor que cree que es por la tensión es más inflamatorio o neurológico, o el problema es mucho más profundo que el tendón más superficial.

Cuando alguien es un pronador severo, y usted está utilizando la técnica invertida para combatir esa pronación, es crucial que no haya tensión en el tendón de Aquiles y los isquiotibiales. Estos productores de equinos pueden causar una presión de arco excesiva que luchará contra la fuerza de inversión colocada en la ortesis. El reconocimiento y la eliminación del equino pueden facilitar el control de las fuerzas de pronación.

#79 ¿Cuál de los siguientes no es un método para ganar flexibilidad en la pantorrilla / Aquiles?

1. Intente estirarse diariamente durante unos 10 minutos.
2. Estírate hasta el dolor, ya que el dolor significará que estás haciendo un buen estiramiento
3. Obtendrá la mayor flexibilidad al estirar tan pronto como se despierte ya que el tendón se ha relajado toda la noche.
4. Todo lo anterior.
(ver apéndice 12)

Principios de fortalecimiento

Estas son las reglas básicas que uso para los ejercicios de fortalecimiento. Siempre me encanta aprender los ejercicios que los fisioterapeutas les enseñan a mis pacientes.

1. Comience a mandar ejercicios de fortalecimiento al siguiente día de que ocurra una lesión o al día después de que el paciente lo vea por primera vez (por lo tanto, lo antes posible). Esto enfatiza la inmediatez de comenzar a fortalecer.
2. A pesar de que las lesiones tienen un período definido de fortalecimiento, el fortalecimiento debe comenzar de inmediato y continuar después de que la lesión haya terminado de curarse por completo.
3. Fortalezca el área lesionada pero también por encima y debajo del área lesionada. Uno de los mejores ejemplos es el síndrome patelofemoral, donde el fortalecimiento debe ser en la rodilla, pero igualmente importante en la cadera y el pie / tobillo.
4. Debería considerar una bota removible, dispositivos ortopédicos para pie y tobillo, ortesis para pies, aparatos ortopédicos y vendaje en todas las partes de la fase de inmovilización en una lesión, hasta que el cuerpo se fortalezca lo suficiente como para no necesitar estos dispositivos. Por supuesto, por muchas razones, algunos dispositivos de ayuda como las ortesis pueden volverse permanentes (al menos para las actividades más estresantes como correr), pero eso no debería minimizar la necesidad de mantenerse fuerte. Por ejemplo, los pacientes en PTTD en estadio II que intentan evitar la cirugía siempre pueden usar ortesis u otros aparatos ortopédicos, mientras que su programa de fortalecimiento diario mantendrá fuertes todos los músculos supinadores.
5. Dado que los podólogos constantemente tratan el síndrome de pronación excesiva, el fortalecimiento debe consistir en músculos intrínsecos del pie, tendón tibial posterior,

tendón tibial anterior, tendón peroneo lateral largo, músculos gastrocnemio y sóleo, grupo de tendones como la pata de ganso, isquiotibiales laterales y rotadores externos de la cadera como el glúteo menor, glúteo medio, psoas-iliaco y piramidal.

6. Dado que los podólogos tratan constantemente con el síndrome de supinación excesiva, el fortalecimiento debe consistir en tendones peroneos, rotadores internos de cadera, aductores de cadera, isquiotibiales medianos y asegurarse de que los isquiotibiales laterales tengan flexibilidad normal.

#80 Cuando un paciente es un pronador severo, ¿qué músculos no ayudan a fortalecer?
1. Tendón tibial posterior.
2. Rotadores internos de cadera.
3. Piramidal.
4. Sóleo.
5. Peroneo Lateral Largo.
(ver apéndice 12)

Ayudando con los tendones excesivamente cortos

Existen 4 técnicas comunes utilizadas por médicos y fisioterapeutas cuando el estiramiento normal no está ayudando. Estos son:
1. Movilización del vientre muscular.
2. Técnicas de contracción-relajación.
3. Varias férulas.
4. Estiramiento constante prolongado con hielo y calor.

La movilización del vientre muscular es una forma muy importante de ganar flexibilidad cuando el estiramiento normal de 3 a 5 veces al día no es suficiente. Normalmente necesita una receta del fisioterapeuta de 4 a 8 visitas. Medir la flexibilidad de antemano, enviar al paciente a 4 sesiones, continuar con su programa en casa durante el mismo período y luego volver a medirlo es el mejor método para ver si funciona. La contracción-relajación es un principio de estiramiento común que utilizan muchos entrenadores personales, pero a mis pacientes se les puede enseñar a hacerlo con un compañero. Existen varios métodos de contracción-relajación, pero normalmente enseño un programa de 2 minutos. Usemos los isquiotibiales como ejemplo. El paciente está en decúbito supino con la pantorrilla sobre el hombro de su compañero y los isquiotibiales estirados durante los 2 minutos completos. Luego, el paciente durante 6 segundos contrae los isquiotibiales doblando la rodilla contra el hombro de la pareja. Luego, el compañero estira más los isquiotibiales durante 10 segundos y la contracción durante 6 segundos comienza nuevamente. Esto se repite durante 1-2 minutos o hasta que se presente dolor o calambres. Esto se hace al menos 3 veces por semana. Hay varias férulas que se pueden usar para estirar suavemente un área mientras duerme o descansa o mientras escribe en su ordenador. Debe usar estas férulas al menos 30 minutos a la vez diariamente para ganar movilidad. El DeHeer Equinus Brace para el acortamiento del Aquiles muestra una buena esperanza, ya que es el único soporte de Aquiles diseñado para el gastrocnemio. Finalmente, los estiramientos prolongados de calor y hielo son efectivos (llamado estiramiento de la Universidad de Temple). La aplicación de calor en el vientre muscular es dos veces más larga que la de hielo mientras el paciente continúa estirando. Es importante no tener dolor. Es crucial que el paciente mantenga el estiramiento ya que el calor está siendo reemplazado por hielo. He usado esta técnica en la tensión del Aquiles / pantorrillas, la tensión de los cuádriceps y la tensión de los isquiotibiales. Normalmente comienzo con 10 minutos de calor y 5 minutos de hielo, pero he llegado a 30 y 15. Por lo general, lo hago primero en la clínica para poder medir el antes y el después. Se le dice al paciente que puede ponerse la toalla caliente para comenzar el proceso, pero alguien más necesita quitar el calor y colocarlo en el hielo ya que el estiramiento no puede realizarse. Las aplicaciones de calor y hielo son para el vientre muscular. Por lo general, esto se realiza 2-3 veces por semana en casa, y en cualquier momento que el paciente esté recibiendo fisioterapia.

#81 ¿Cuál de los siguientes no es una terapia complementaria para ganar flexibilidad?
    1. Movilización de fisioterapia.
    2. Férulas para estiramientos prolongados.
    3. Contracción-Relajación.
    4. Calor-hielo donde el calor está en cantidades iguales al hielo.
(ver apéndice 12)

Apéndice 8: 19 Variables en la prescripción del molde en corrección ortésica del pie

Hay tantas partes de una buena ortesis hecha a medida que se pueden usar para ayudar a un paciente. Creo que los escáneres digitales son el futuro, pero todavía tomo moldes en suspensión en posición neutra, ya que tengo muchos años de experiencia y sé lo que esta toma me brinda. También siento que la investigación sobre los escáneres digitales está en su inicio y es necesario trabajar para entenderlo mejor. Este libro trata sobre un aspecto de las ortesis, y no es realmente un libro sobre la complejidad de las ortesis con todas sus variables. Sin embargo, la técnica de ortesis invertida trata sobre las correcciones de yeso, y este apéndice trata sobre las correcciones de yeso estándar que veo en la industria, y la corrección de yeso trata sobre lo que está tratando de cambiar. Insto a los profesionales a que observen cómo están prescribiendo a los pronadores, pacientes neutros y supinadores y que vean cómo se correlaciona con esta lista. ¿Lo está realizando en su máximo potencial o hay alguna mejora que sea posible? La mayoría de las veces, los profesionales están limitados en cierta medida por la experiencia del laboratorio. No sé cuántas de estas técnicas son hechas por laboratorios individuales, pero cada una de estas técnicas son hechas por laboratorios profesionales a los que he estado expuesto, y constantemente expuestos a través de pacientes cuyas ortesis son hechas por otros profesionales. La siguiente es una lista de 19 correcciones de moldes que se pueden utilizar en cualquier molde del pie. También está la parte del termoplástico y lo que aplica que hace que sea única la ortesis personalizada. No olvide que lo hace para el lado derecho puede no ser lo que hace para el lado izquierdo. Es importante saber que estas son las correcciones estándar en la industria, y cada laboratorio ofrece de varias a 10 de ellas posiblemente. También es importante saber que los números asignados son bastante precisos en general dentro de los 2 grados de cambio (por lo tanto, 8 grados pueden ser de 6 a 10 según la respuesta del paciente). También he puesto en negrita los tipos que uso con más frecuencia día a día, que tengo la sensación de más confianza de lo que me dan en términos de correcciones corporales. Estoy comenzando con la corrección para los más supinados y terminando con los más pronados.

Ortesis para corregir una supinación excesiva

Tipo A: Ortesis evertida de 5 grados de corrección de la columna lateral (LCC), Feehery y Lateral Kirby Skive

Esto es para colocar el talón verticalmente, pero debido a una tremenda fuerza de inversión en el talón, la corrección del molde debe cargar con las mismas fuerzas de eversión. Es muy importante seguir todos los principios para estabilizar la columna lateral en el moldeado (moldes con pronación máxima ya que un molde supinado desestabiliza la columna lateral) y la corrección del molde (sin la expansión hasta el cuboides). Aquí es donde es importante eliminar cualquier supinación del

antepié en el yeso. Normalmente, se usa una ortesis un poco más estrecha de manera general para quitar efecto en la columna medial. También usará polipropileno de 4-5mm, cazoletas de talón laterales de 25-28 mm, aleta lateral, modificación de Denton, y puede forzarse en una cuña de valgo de 3 mm. Las ortesis tienen una cubierta superior de longitud completa y una extensión en valgo del antepié de 3 a 6 mm. Si usa la extensión del antepié de 6 mm, de ser de la segunda a la quinta cabeza del metatarsiano. Los 3 mm solo pueden ser inferior en 4º y 5º. Recuerde, para estas primeras 3 ortesis enumeradas, está tratando de convertir un supinador-neutro en un pronador. LCC significa corrección de la columna lateral con un mínimo relleno de arco lateral, especialmente alrededor del cuboides. LCC siempre implica para mí que la columna lateral es el aspecto más valioso de la corrección de las articulaciones de la mediotarsiana con pronación máxima en el yeso, eliminando cualquier supinación posible, devaluando la presencia medial en el ancho, la altura del arco y el aspecto medial del posteo del retropié.

Tipo B: Ortesis evertida de 5 grados con LCC

Esto es lo mismo que el A sin el Lateral Kirby Skive y sin el Feehery. Solo se está tratando de desarrollar una fuerza para eliminar la supinación por contacto con el talón y sus fuerzas dañinas, no se está tratando de pronar significativamente a alguien. Una vez más, la importancia del apoyo de la columna lateral no puede subestimarse en la técnica de molde, eliminando cualquier supinación del antepié, en la corrección del yeso y en las cazoletas del talón, aletas, modificaciones, posteos y cuñas. Siempre se puede colocar un Kirby lateral temporal o un Feehery temporal.

Tipo C: Ortesis equilibrada de Root con arco medial bajo, corrección de columna lateral y Kirby lateral o Feehery

Acentúe el arco lateral agarrando bien el pie. Típicamente hecho con un corte más estrecho medialmente (menos soporte medial). Esta es una ortesis muy común. Se pueden utilizar todas las técnicas de estabilización lateral, aunque el yeso se corrige en vertical. Al tratar con una fuerza de supinación en el contacto con el talón, querrás eliminar cualquier supinación del antepié. Funciona muy bien en deformidades invertidas del antepié. Las aletas laterales en general son cruciales con cualquier fuerza que produzca la abducción del plano transversal del antepié con respecto al retropié. Me gusta el Lateral Kirby Skive cuando el talón lateral es plano, para agarrar mejor el talón, la corrección de la columna lateral con deformidades invertidas en el antepié y Feehery cuando hay una laxitud ligamentosa en un cuboides inestable.

Ortesis estabilizadora

Tipo D: Ortesis equilibrada de Root de talón vertical (su ortesis estándar)

Esta es la ortesis estándar que comenzó con las ortesis modernas.

Para que los profesionales puedan hablar sobre casos biomecánicos, deben saber cuán lejos de lo estándar se encuentra la ortesis utilizada. Esta ortesis equilibrada de Root admite los 3 arcos igualmente capturados en la toma de moldes.

Estos son los arcos mediales, laterales y metatarsales. Se corrige la cantidad exacta de varo en el antepié o valgo en el antepié. Este no es una ortesis de Root modificada donde se reduce el soporte del varo o valgo del antepié, o el yeso se manipula de alguna manera. Esta es la ortesis de equilibrio de la relación entre el antepié y el retropié alcanzado una toma de moldes con la articulación subastragalina en posición neutra y la articulación mediotarsiana máximamente pronada. Yo llamo a esto una ortesis estabilizadora ya que brinda un soporte y una estabilidad increíble. Cuando hay mucho valgo en el antepié, a veces debido a un primer radio plantarflexionado, es una ortesis verdaderamente correctiva para la supinación o pronación excesiva. Esta es la construcción ortésica que cada laboratorio de ortesis debe saber cómo hacer, y saber cuándo se están modificando y por qué (comodidad, permitiendo más apoyo en cualquier arco sobre otro, permitiendo más movimiento hacia adelante, etc.). Prefiero hacer todas mis ortesis de base blanda, excepto las Hannafords, a partir de un molde Root Equilibrado.

Ortesis correctivas para la pronación anormal

Tipo E: D más MMS, lo que significa barra metatarsal máxima

Pequeños, pero poderosos cambios, cuando se tienen problemas metatarsales, se benefician dando más apoyo para juanetes, neuromas, metatarsalgia, dedos en martillo, etc. En mi opinión, el soporte de los metatarsianos es el eslabón más débil en una ortesis personalizada, ya que la toma de molde realmente captura la piel. Muchos pacientes necesitan almohadillas metatarsales de venta libre para llenar el vacío entre la ortesis y los metatarsianos. MMS permite que el laboratorio agregue alrededor de 2mm de plástico debajo de esos metatarsianos, sin embargo, todavía es común que se necesiten más almohadillas metatarsianas suaves para colocarlas debajo del arco metatarsiano en el termoplástico y colocarlas debajo de la cubierta superior. Para muchos pacientes, el apoyo metatarsal es el más importante de los 3 arcos, y también hay aquellos pacientes donde los arcos medial y lateral son el arco más importante para apoyar. A veces, no es fácil predecir.

Tipo F: D más MCC que significa corrección de columna medial

Aquí se le está diciendo al laboratorio que le brinde haga el arco lo más alto posible (continúa siendo el pico de soporte debajo de la primera articulación escafocuneana, y a veces apenas se rellena el molde para que cuando presione el plástico el arco medial acabe alto).
El Dr. Paul Scherer, de ProLab USA, defendió que esta posición de arco más alto estaba siendo capturado en cada toma de moldes por una ligera plantarflexión del primer metatarsiano mientras se moldeaba el pie.

Utilizo MCC comúnmente en la toma de moldes con la técnica invertida, donde voy a hacer una nueva ortesis más alta para una mayor corrección (probablemente solo un grado más de soporte o 5-10% más de soporte) o una ortesis invertida inicial en pacientes con pie cavo cuando no tienen inestabilidad lateral. En lugar de invertir más, como pasar de una corrección de 25 a 35 grados, simplemente agrego un MCC y Medial Kirby Skive al molde actual, dando aproximadamente 3 grados más de corrección.

Esto probablemente debería ser algo estándar en el laboratorio con los pies cavos, siempre que la columna lateral esté estabilizada. Cuando se utiliza ortesis de base blanda, la corrección de yeso LEO del Laboratorio de Burns (solo expansión lateral) puede ser un excelente dispositivo sin preocuparse por bloquear la plantarflexión del primer metatarsiano y capturar el arco alto. Para el dolor en el talón, es una modificación maravillosa transferir el peso del talón al arco. A menos que esté usando mucha inversión del retropié (inversión de 30 o 35 grados). Para los problemas de abducción del antepié, este es el segundo mejor método para evitar que el pie se abduzca lateralmente de la ortesis. Aunque no hay inversión con el Tipo F: en las ortesis equilibradas de Root con MCC, clínicamente se observa un cambio de un grado hacia una menor pronación.

Tipo G: técnica de ortesis invertida de 15 grados con LCC (corrección de columna lateral) y Lateral Kirby skive

Esta es la técnica clásica para pacientes con inestabilidad medial y lateral. Los 15 grados de la técnica ortopédica invertida le darán 3 grados de inversión (relación 5 a 1 de correcciones de yeso a la fuerza de inversión real al pie con la técnica invertida). Con esta técnica, básicamente estás tratando de colocar fuerzas iguales de inversión y eversión, para mantener el pie vertical. Aunque no es tan comúnmente utilizado, he tratado de equilibrar las fuerzas con una técnica similar a la de equilibrio de Root de tres maneras para este pie de inestabilidad medial y lateral:

1. Equilibrado de Root con soporte de valgo en el antepié cuando presenta Medial heel skive.
2. Equilibrado de Root con cuboides de Feehery o LCC y cazoleta de talón laterales altas y aletas laterales con Medial heel skive.
3. Técnica de Equilibrado de Root con MCC y Lateral heel skive y cazoletas de talón medial y lateral altas (25-28 mm)

Tipo H: D más Medial Heel Skive o F más Medial Heel Skive

La cuña intrínseca medial fue diseñada por el Dr. Kevin Kirby de Sacramento, California, como una forma de generar apoyo en el lado medial de la articulación subastragalina, para ayudar con el control de la pronación. Su excelente artículo sobre la evaluación del eje articular de la subastragalina es una lectura obligada en biomecánica del pie. El Medial Heel Skive

se usa aquí para dar 2 grados más de soporte en varo al retropié, lo que sería equivalente a una inversión de 10 grados con la técnica de ortesis invertida. Si se utilizan juntas la corrección de Kirby, el equilibrado de Root y la corrección de la columna medial, generalmente se logran 3 grados de soporte en varo, lo que equivale a una corrección de 15 grados con la técnica de ortesis invertida.

Tipo I: Técnica de ortesis invertida de 15 grados

Corrección de inicial estándar para la técnica de ortesis invertida. Esto proporciona 3 grados de control de pronación. Se usa cuando la pronación se considera leve, pero sintomática, y la alineación de la rodilla también puede ser importante para llevar a un ligero talón valgo a la vertical, o un talón vertical en reposo a la posición invertida para la alineación del varo tibial. Esto se usa en pacientes donde hay inestabilidad medial y lateral (ver Tipo G). Estos son pacientes que se podría clasificar como pronadores y supinadores. Por ejemplo, alguien que camina o corre con síntomas del tipo de pronación, pero que ha tenido muchos esguinces laterales de tobillo en el pasado y no desea arriesgarse a más esguinces.

Tipo J: Técnica de ortesis invertida de 25 grados

Esta es mi ortesis antipronación predeterminado con sus 5 grados de control de pronación para pronadores de moderados a severos. Cuando veo a un paciente caminar o correr, y son pronadores, trato de imaginarme lo que esta ortesis Tipo J me dará, o si necesito más soporte de varo o menos soporte de varo con más soporte de columna lateral.

Esta es la ortesis para mi corredor clásico, como las cuñas de corredor de 4-6 grados que hice como estudiante bajo la gran supervisión de los Dres. Steven Subotnick, Ronald Valmassy, Richard Bogdan y Harry Hlavac.

Type K: 5 Grados de invertida con MCC

Esta es diferente a la técnica invertida ya que es una inversión directamente del molde. Comúnmente para cuando la posición del talón en reposo es vertical, pero la posición neutral de la articulación subastragalina se invierte desde la tibia vara. Con el MCC, se obtendrá aproximadamente 6 grados de soporte en varo. Por lo general, esta es la cuña para su corredor clásico en una ortesis, para ejecutar condiciones de varo de extremidades cuando no se está utilizando la técnica invertida.

La primera vez que vi esto fue con muchos pacientes que usaban laboratorios KLM en Los Ángeles, California, desde ortesis que hizo mi compañero de podología, el Dr. William Olson. KLM también fue el principal investigador de las nuevas fibras de carbono TL61 que había inventado. Usado típicamente en antepiés valgo. Tendría que usar la modificación de Root con antepié neutro o antepié varo (debido a las primeras modificaciones abruptas metatarsales necesarias en estos pies, desviaciones graves en la elaboración clásica de Root).

Tipo L: Invertida de 15 grados con MCC y Medial Kirby

Esta es una ortesis invertida muy popular que es técnicamente fácil de realizar para los laboratorios y sus escáneres.

Cuando estoy tratando con laboratorios ortésicos en general, se sienten más cómodos colocando menos inversión en la corrección de yeso, pero eso varía enormemente. Tienen un punto, que discutiré, que las inversiones más altas de mi técnica pueden llevar a una pérdida de la perspectiva original del pie (puntos de referencia) por parte del técnico. Usted logra 3 grados de corrección con la Inversión, 2 grados con el Medial Kirby y otro grado con el MCC por un total de 6 grados. Con un paciente de pie 6-8 grados evertido, puede esperar ayudar a que su alineación se acerque a una posición más vertical del talón.

Tipo M: Técnica de ortesis invertida de 35 grados

Esta es mi mayor inversión inicial (punto de partida) para los pronadores severos al caminar o correr, incluso si calculo que necesitarán más corrección luego (restrinjo la corrección inicial debido al periodo de adaptación esperado por una corrección tan alta). Típicamente 7 los grados de media que se cambiarán desde la posición de reposo, de modo que se puede esperar que un talón severamente evertido de 7-8 grados se coloque cerca de la vertical. En los casos en que la posición del talón está invertida, vertical o invertida con el varo del retropié (como el varo tibial alto), puede cambiar la posición del talón a una posición del talón más invertida de 4-7 grados.

Si tomamos a un paciente con arcos colapsados con una posición de reposo evertida de 13 grados, por ejemplo, los 35 grados le darán una gran corrección en la dirección correcta. 3-4 meses después, los moldes se pueden ajustar más altos, una vez que estén acostumbrados al cambio. Justo antes de escribir esto, mi último paciente tenía un cambio típico de 14 eversión a 10 eversión con una corrección de 35 grados. Tenía 22 grados de varo / supinado en el antepié en el yeso. Este es un pie muy pronado. Pero, el siguiente molde con menos corrección generalmente dará más grados de lo esperado.

Tipo N: Invertida de 25 grados con MCC y Medial Heel Skive

Esto proporcionará un cambio de aproximadamente 8 grados para el soporte de pronación. A los laboratorios y escáneres les gusta lidiar con menos inversión si puede obtener resultados similares. Me gusta MCC, o menos relleno del arco, particularmente en los pies cavos, que en general nunca reciben suficiente soporte del arco medial. Los pacientes con pie cavo que obtienen un buen soporte del arco por primera vez son mis pacientes ortésicos más felices. Recuerde, el CCM debe seguir siendo un soporte proximal (solo a la base de la primera cuña) para no bloquear la plantarflexión del primer radio.

Tipo O: Invertida de 5 grados con MCC y Medial Heel Skive

Nuevamente diferente de la técnica de ortesis invertida, ya que es una inversión directa, por lo que debe preocuparse por la transición de la parte anterior para no bloquear la plantarflexión del primer radio. La técnica funciona idealmente mejor en deformidades evertidas del antepié (valgo del antepié o primer radio plantarflexionado) para que la transición medial en la parte anterior no bloquee la plantarflexión del primer radio. Por lo general, proporciona 8 grados de corrección en varo, tan perfecto como una ortesis en ejecución para el varo tibial durante la carrera. Considere separar sus ortesis para correr de sus ortesis para caminar cuando use fuerzas de inversión como el de Tipo O.

Con los excelentes zapatos para correr de mediasuela de doble densidad que tienen soporte de pronación, estas correcciones en varo se usan, pero ahora con menos frecuencia. Nuevamente, se usa típicamente en antepiés valgos, o con un modificada de Root en pies varos o neutros de antepié (para suavizar la transición en la esquina medial distal de la ortesis y no bloquear la flexión plantar del primer metatarsiano en el despegue). Sin embargo, esta es una de las razones por las cuales el Dr. Root apoyó mi técnica originalmente, ya que el apoyo proximal podría diferenciarse claramente de la ortesis de Root clásica. Una vez que comenzamos a usar una variedad de Ortesis de Root modificadas, que generalmente pierden algo de soporte en las columnas medial, metatarsal y lateral, parte de la ciencia de las ortesis desaparece. Se necesita investigación sobre estas correcciones de la modificación Root.

Tipo P: Invertida de 8 grados con CCM (generalmente no en pies con antepié varo)

Diferente de la técnica de ortesis invertida, ya que es una inversión directa. Se ignora cualquier varo del antepié (lo que significa que el yeso del arco medial se alisa en esa zona). Este es un dispositivo de Root modificado, excepto cuando el paciente tiene 8 o más grados de deformación evertida del antepié (valgo del antepié, o primer radio plantarflexionado). Por lo general, le dará 8-10 grados de inversión, utilizados exclusivamente como ortesis en funcionamiento (al menos lo que he visto), o pacientes con DTTP.

Tipo Q: Técnica invertida de 35 grados con MCC y Medial Heel Skive

Esta es típicamente la segunda corrección más alta, ya que una inversión más alta distorsiona demasiado el pie original de manera consistente. En estos pronadores severos, esto suele ser una simple copia de la ortesis inicial configurada a 35 grados invertidos en el que ahora he agregado un Medial Kirby y MCC hasta la base de la primera cuña. Esto permite 10 grados de control de pronación. Si se combina con zapatos estables, cuña en varo en mediasuela de 6 mm, cordonaje correcto, puede obtener fácilmente hasta 14 grados de corrección. Cuando mido una posición relajada del talón de más de 10 grados en eversión, usaré la corrección de 35 grados inicialmente, acostumbraré al paciente, y luego tomaré el mismo molde y agregaré el Medial Kirby y el MCC antes de repetir la ortesis. En mi práctica, solo veo 20 pacientes por año que necesitan más corrección que esto. Con estos pies severamente pronados donde está controlando tantos grados, es importante después de la toma de moldes medir el ángulo del antepié respecto al retropié capturado en el yeso. A medida que los sigas, puede ser bueno volverlo a hacer al menos un año después para ver si se capturó menos supinación. Es posible que pueda hacer una mejor ortesis con el nuevo yeso en ese momento. Quiero ver a todos estos pacientes anualmente para este propósito.

Tipo R: 10 grados invertidos con MCC y Medial Heel Skive

La ortesis modificada de Root estándar con más corrección en el mercado que he visto. Se usa en pies con varo de antepié de más de 10 grados (ya que el soporte clásico de la Root bloquearía la plantarflexión del primer radio) Da 10-13 grados de control de pronación. Una ortesis ideal para corredores con una pronación severa al golpear el talón.

Tipo S: Repetición con una inversión de 45 grados del tipo Q

El ángulo más alto que uso en pacientes y siempre es en una copia del molde original. El tipo Q se cambia a este tipo, que ya tiene un Medial Kirby y MCC (corrección de la columna medial). Para proteger aún más la columna lateral, solicito al laboratorio que coloque la nueva plataforma anterior encima de la antigua plataforma invertida de 35 grados. En realidad, esto me permite colocar una ligera transición del arco lateral desde la plataforma hasta el quinto metatarsiano.

Tengo que asegurarme de volver a trabajar la expansión lateral para que sea paralela a la nueva plataforma. Me aseguro de que la nueva expansión medial cubra de manera proximal solo hasta la primera cuña. Me aseguro de observar cuidadosamente que la columna lateral esté paralela a la nueva plataforma, y los dos puntos de contacto laterales son el área de la cabeza del quinto metatarsiano y el talón lateral. Si el punto de contacto se desplaza hacia el mediopié, la técnica de Feehery o simplemente la corrección de la columna lateral tiene que elevar la parte del mediopié. Esta es una ortesis extremadamente agresiva que ya tiene las modificaciones mediales, por lo que el pronador corrige 12 grados de media. Cuando se agrega zapatos, cordones, cuñas de suela intermedia, vendaje si es necesario, etc., se pueden producir más de 20 grados de cambio. Esto ha sido probado una y otra vez.

En resumen:

Esta es la corrección más alta que uso en una ortesis funcional para pies. Esta corrección cambia el pie 12 grados de media. El molde ya se ha configurado a 35 grados invertidos con el Medial Kirby y la corrección de columna medial. No elimino la plataforma original establecida en 35, agrego otra plataforma además de eso para obtener 2 grados más de corrección de inversión, mientras continúo protegiendo la columna lateral. Encontré este método para disminuir drásticamente la distorsión del pie al yeso. Debe asegurarse de que la columna lateral esté paralela a la nueva plataforma anterior. Es posible que tenga que ajustar la corrección del Medial Kirby y la columna medial para lograr suavidad y asegurarse de

que el pico del arco medial permanezca debajo de la primera cuña y escafoides y no se desplace por delante.

Ocasionalmente, cuando invierto fuertemente a alguien y eleva significativamente el pie plano adquirido del adulto, el talón del paciente se verá mejor, pero habrá demasiada corrección en el arco y el primer metatarsiano no podrá llegar al suelo. En estos casos, se debe construir una plataforma distalmente para soportar la columna medial. Esto puede cambiar con el tiempo, con una disminución del soporte necesario, pero debe mantener una buena estabilidad de la columna medial con una extensión del antepié, que comience alrededor de la base del primer metatarsiano. Las imágenes a continuación deberían darle una idea de este apoyo necesario. La fisioterapia para movilizar los tejidos también puede ayudar con contracturas particularmente sagitales y del plano frontal.

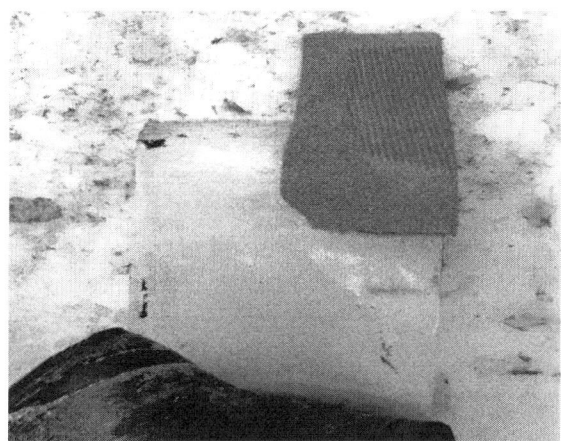

Aquí la extensión del antepié se extiende desde la primera base metatarsiana hasta la base del hallux.

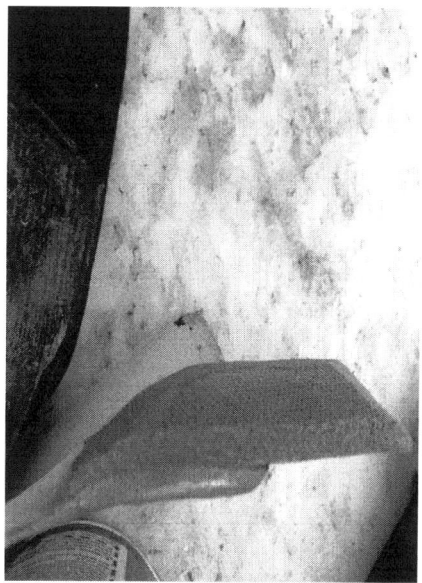

Esta es la vista de la extensión del antepié desde el lado medial.

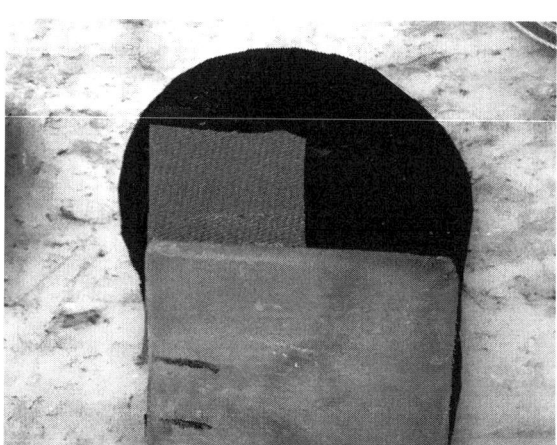

Aquí está la extensión medial del antepié vista desde la planta. El objetivo es cargar el primer metatarsiano en la superficie de apoyo para dar estabilidad. Estas

extensiones de antepié pueden extenderse desde 1 ° a 4 ° generando mayor apoyo.

#82 Cuando se utiliza la técnica de ortesis invertida, ¿cuál es la inversión más alta que se utiliza como punto de partida?

    1. 25 grados.

    2. 35 grados.

    3. 45 grados.

    4. Ninguno de estos.

       (ver apéndice 12)

#83 Al utilizar la técnica de ortesis invertida, ¿cómo se llama la modificación cuando el valgo del antepié también se captura en la corrección positiva?

    1. Modificación de Denton.

    2. Modificación de Feehery.

    3. Modificación de Fettig.

    4. Modificación de Kirby.

    5. Modificación de Valmassy.

       (ver apéndice 12)

#84 Con pies severamente pronados, la utilización de la técnica de ortesis invertida puede producir potencialmente cuántos grados de menor cambio de pronación cuando se combina con otras modalidades.

    1. 7 grados.

    2. 10 grados.

    3. 15 grados.

    4. 20 grados.

       (ver apéndice 12)

#85 Cuando utilice la técnica invertida para obtener grados de corrección de pronación, nombre 3 de las modificaciones comunes que obtendrán de 1 a 2 grados más de corrección de forma rutinaria:

1. _____
2. _____
3. _____

(ver apéndice 12)

#86 ¿Qué grados de la técnica de ortesis invertida se consideran los grados predeterminados para basar toda la corrección?

1. 10
2. 15
3. 20
4. 25
5. 30
6. 35

(ver apéndice 12)

#87 El paciente con 10 grados de varo en el antepié, 5 grados de varo tibial, tendrá la posición del talón en reposo de 5 grados de eversión. ¿La siguiente corrección ayuda a este paciente con dolor en el tendón tibial posterior? (Sí o No) 3 grados de varo en el antepié de corrección de yeso y 2 grados ganados por Medial Heel Skive.

_____

(ver apéndice 12)

Apéndice 9: Técnica de toma de moldes y comentarios sobre escaneo digital

https://youtu.be/T81AJEVPEQI

El molde en suspensión neutro donde la articulación subastragalina se coloca en posición neutra y las articulaciones de la mediotarsiana se mantienen en máxima pronación es el "gold standar" para la industria de las ortesis. El yeso reproduce la posición más estable del pie capturando la deformación del antepié respecto al retropié. Las férulas de yeso de París se utilizan para hacer un yeso, y se aplican tres férulas al pie, las articulaciones se colocan en sus posiciones ideales, y luego las férulas se frotan con una buena presión con una mano mientras la otra mano mantiene la articulación y el tendón tibial anterior relajado. Es el molde lo que siempre trato de perfeccionar. No quiero ningún experimento aquí. El molde tiene que ser el mismo hoy que hace 25 años, sino no puedo ver cómo ha cambiado el pie. Deberías poder tomar el mismo yeso que yo con el mismo paciente, si tenemos un entrenamiento similar (todas las escuelas de podología enseñan esta técnica de molde en suspensión neutra). Te animo a contactar a Jeff Root en info@root-lab.com para obtener información sobre el molde. Tengo el 1971 Neutral Casting Book de los Dres. Root, Weed y Orien, pero estoy seguro de que está agotado. En cada área hay un podólogo conocido por su forma de coger el molde en yeso. Intenta ver si van a dar algún taller. Si usted y yo podemos tomar el mismo yeso, y si solicito 3 grados de inversión, y usted le pide al laboratorio que coloque 4 grados, las dos ortesis fabricadas deberían reflejar eso. Esto es lo ideal, y debemos tomar nota como profesión para la enseñanza en nuestras escuelas.

En este libro pongo mis observaciones y técnica de la toma de molde que uso como podiatra. Los podólogos tienden, y creo que esta es una buena práctica general, a tomar su molde de la forma en que se le da mejor, y luego completar una hoja de recetas para un laboratorio ortésico que hace el resto. Se sienten cómodos con el laboratorio ortésico y saben qué esperar del laboratorio. Esta relación está en el corazón de la podología. La mayoría de las ortesis funcionales que veo de otros podólogos son buenas o excelentes. La mayoría de las ortesis que hago para mis pacientes son buenas o excelentes. Pero, tal vez lo que creo que es genial, dentro de 20 años será de regular a pobre. ¿Cómo mejoramos nosotros (como individuos, como profesión y como industria de laboratorio ortopédico)?

Estos son los pasos para los próximos 20 años que creo que deberían suceder en base a mi conocimiento de que el yeso de suspensión neutra de Root es el método ideal para capturar la estructura del pie. Es la única técnica de molde con la que se lo haría a mis hijos o nietos. He visto todas las técnicas de molde y la técnica de molde en suspensión neutra de Root proporciona la ortesis más funcional. Los pasos son:
1. Orthotic Laboratories debe organizar talleres de molde y / o escaneo digital adecuado.
2. Los colegios de podiatría deberían organizar talleres de molde y / o escaneo digital.
3. Debería haber una investigación publicada para el podólogo sobre la diferencia en estos 2 lugares, el molde de suspensión de Root versus el escaneo digital.
4. Deben analizarse las diferencias en la toma de molde con la caja de espuma versus el moldeo por suspensión u otros métodos populares.

Hasta el día de hoy, miles de millones de ortesis se han fabricado con moldes de suspensión con resultados relativamente excelentes. Me siento así, y nunca he visto un trabajo de investigación dudar de su capacidad para capturar con precisión el pie. En el futuro, es más lo que hace el podólogo con el yeso, que el yeso mismo, lo que puede cambiar la función del pie. Incluso si la precisión y la reproducibilidad del yeso son vitales para mi práctica, la técnica de ortesis invertida básicamente hace un nuevo pie con correcciones de yeso.

Por lo general, hago todos mis dispositivos ortopédicos, junto con la ayuda de fabricación de mi hermano Robert Blake, y sé exactamente lo que voy a obtener para la receta que estoy usando. Traté de hacer un pequeño experimento en el que hice un molde digitalmente a 5 pacientes y envié por correo electrónico el molde y la receta al laboratorio. Luego hice un molde a cada paciente e hice las ortesis de la manera tradicional. Estas 2 ortesis eran muy diferentes, y no vivo cerca del laboratorio donde lo hice, así que detuve el experimento. Puede que a los pacientes, incluso les hayan gustado los escaneados digitales en algunos casos, pero finalicé el experimento porque no sabía lo que estaba obteniendo. Esto me molestó mucho. También una vez intenté jugar a los dados, y en el primer lanzamiento de los dados cuando cogieron el dinero que coloqué, y no tenía idea de por qué, me alejé de la mesa. La previsibilidad es crucial con las ortesis. Es por eso que muchos médicos han desarrollado su zona de confort con ortesis y no variarán. Creo que vale la pena salir de la zona de confort para la salud de sus pacientes.

Hace poco conversé con Jeff Root, del Laboratorio de Ortesis Funcional Root, y él está muy contento con los resultados del escaneo digital. Incluso cuando envías un molde negativo al laboratorio, escanean digitalmente el molde y comienzan el proceso CAD-CAM. Creo que, en general, el futuro es brillante con esta tecnología. Pero, aún necesita saber cómo sostener el pie de la manera correcta, incluso con los escáneres digitales.

#88 ¿Los escáneres digitales deberían poder capturar con precisión el pie tan bien o mejor que en una toma de molde?

(ver apéndice 12)

Apéndice 10: Consejos para el ajuste de la técnica de ortesis invertida

Folleto del paciente

La interrupción del uso a tiempo completo de ortesis para pies funcionales a medida debe ocurrir durante un período de 10 a 14 días, y es aún más importante en la técnica de ortesis invertida. Está realizando cambios en todo el cuerpo y es importante agregar gradualmente el estrés.

El día que recoja las ortesis úselas durante 1 hora si lo tolera. Esta hora solo debe incluir caminar o pararse de manera activa. No cuente el tiempo sentado. Por lo tanto, 1 hora de uso ortésico puede ocurrir durante 2 a 6 horas en tiempo real. Si incluso 1 hora es difícil, intente (2) sesiones de 30 minutos, o (4) sesiones de 15 minutos, con una hora libre entre sesiones.

El proceso de interrupción continúa agregando 1 hora más cada día hasta que tenga hasta 8 horas para el octavo día. Por supuesto, debido a muchos factores, puede llevar más de 8 días construir hasta 8 horas, y nunca puede pararse o caminar durante 8 horas por día a menos que se vaya de vacaciones. Ni siquiera puede caminar o pararse 8 horas de media en un día determinado. Una vez que esté 8 horas, debería poder ir todo el día. Los corredores deben correr 1km más con las ortesis cada día (a partir de 1km el primer día). Debes terminar en tu distancia normal con tus viejas ortesis o con las plantillas para zapatos. Dependiendo de la cantidad de cambios en su biomecánica que le hayan recetado, a veces su médico le recomendará que se acostumbre a ellos durante una semana antes de usarlos en las situaciones estresantes de su actividad deportiva. Otras actividades deportivas, especialmente deportes de lado a lado como el baloncesto, deben progresar en intervalos de 30 minutos diarios (comenzando con 30 minutos el primer día). Nunca es una buena idea acostumbrarse a nuevas ortesis, incluso con zapatos nuevos, mientras aumenta su kilometraje como cuando se entrena para un maratón.

Si siente molestias en cualquier lugar (pie, tobillo, rodilla, cadera o espalda) mientras usa el dispositivo, retírelo inmediatamente y déjelo fuera del zapato durante las próximas 2 horas. Si todavía hay tiempo más tarde en el día, puede intentar volver a usarlos si no ha cumplido su asignación de tiempo.

Es importante durante el período de prueba tener siempre los zapatos que usa regularmente (o sus viejas ortesis) con usted en caso de que tenga que sacar sus ortesis durante este período de 2 horas. El período de adaptación es en parte para la comodidad del pie, pero principalmente para el ajuste de la rodilla, la cadera y la espalda al nuevo posicionamiento del cuerpo y el nuevo uso de muchos grupos musculares.

Regla de oro: siempre culpe a las ortesis de cualquier dolor nuevo. Nunca superes ningún dolor, por insignificante que parezca. El proceso de adaptación debe ser sin dolor.

Normalmente se les dice a los pacientes que se acostumbren a sus ortesis y que regresen en 6 semanas. Sin embargo, el 30% de los pacientes regresan a la consulta en aproximadamente 2 semanas, ya que tienen algunos problemas con sus ortesis y no pueden usar las ortesis más de varias horas.

Los ajustes son normalmente de rutina y parte de las visitas normales a la consulta. Ocasionalmente, las ortesis o los moldes deben devolverse al laboratorio para un mayor ajuste.

El médico / terapeuta que prescribe las ortesis deben dispensarlos, observarlo caminar o correr, e intentar hacer que las ortesis sean más estables y cómodas, si corresponde. Este es el momento perfecto para aprender sobre acordonado, si funciona con los zapatos que tiene. El acordonado correcto, también llamado de estabilidad y de corredor, es imprescindible para las ortesis, ya que evita el deslizamiento del talón y aumenta enormemente la estabilidad.

El profesional que prescribe puede usar su criterio al permitir cierta incomodidad o presión incómoda, si otros ajustes pueden conducir a una pérdida de estabilidad. Esta es una línea fina porque las ortesis deben ser lo suficientemente cómodas como para querer usarlas. Use calcetines con las ortesis cuando no haya una cubierta superior lisa. Algunos profesionales solo dispensan un dispositivo puramente de plástico.

Si las ortesis chirrían con ciertos zapatos, retire la ortesis del zapato y aplique polvo (de cualquier tipo, aunque el almidón de maíz puede provocar infecciones) en el interior del zapato. Frote el polvo a lo largo de los lados del forro interior donde la ortesis estará en contacto con el zapato. Esto normalmente se encarga del chirrido durante varios meses. Algunos de nuestros pacientes han utilizado vaselina sobre las ortesis que cumplen la misma función. En la clínica, su podiatra puede colocar cuero o gamuza sobre las partes de la ortesis que causa el ruido.

Cuando la ortesis tiene una cubierta superior, ocasionalmente se produce ruido por una bolsa de aire que se desarrolla debajo del talón. Levante con cuidado la cubierta superior si es posible en el área del talón. Esto se puede volver a regular en su próxima visita, o el pegamento puede ayudar a reducirlo.

Cuando reciba ortesis con cubiertas superiores, es útil verificar la ortesis cada dos meses para volver a colocar cualquier sección suelta con pegamento. El profesional puede no sujetar firmemente la cubierta superior inicialmente si se anticipan múltiples ajustes para mejorar la comodidad y la estabilidad.

Si el zapato utilizado tiene una palmilla removible, y esa palmilla tiene una estructura firme definida, quítelo por completo. Deseo que la ortesis esté en el zapato lo más bajo posible para la estabilidad. Sin embargo, si necesita más acolchado, aplique una palmilla delgada y plana en la parte delantera o en toda la longitud debajo de la ortesis. Estos se encuentran comúnmente en las líneas de productos Dr. Scholls o Spenco. Por lo general, puede cortar la sección del talón de esta capa agregada dejando el resto de la palmilla. Esto permite que la ortesis caiga lo más bajo posible dentro del zapato. Esperemos que el podiatra que prescribió se haya asegurado de que la ortesis se asiente completamente en el zapato.

Al recibir ortesis pequeñas para vestimentas más arregladas, se necesita algunas palmillas cortas para la parte delantera del zapato (a menos que esté unido como una extensión a su órtesis) para evitar que su pie se salga del talón en algunos zapatos. La ortesis no debe ser más ancha que el zapato porque esto empuja el zapato lejos de su pie.

Las ortesis para vestimenta normalmente requieren poco tiempo para acostumbrarse, por lo que el tiempo de acomodación debe ser rápido. Sin embargo, escuche a su cuerpo y retire la ortesis durante dos horas si tiene alguna molestia nueva en cualquier parte de su cuerpo. Si encuentra que necesita agarrar con los dedos de los pies para sujetar la ortesis, debe usar más acolchado frontal. El Dr. Scholls vende este producto. Hay algunos zapatos que no funcionarán con sus nuevas ortesis por este motivo. Desafortunadamente, es posible que deba llevar las ortesis con usted para comprar algunos zapatos nuevos, ya que los zapatos originales no tenían espacio para sus ortesis.

Algunas ortesis correctivas, como la técnica de ortesis invertida, siguen la mayoría de estas reglas, pero su profesional analiza otros problemas si se presentan.

Además, las ortesis de espuma viscoelástica estilo Hannaford requieren 30 horas de uso para comprimir un 30% antes de que se ajusten bien a su zapato. Explique a su proveedor lo que está experimentando en todo momento para que pueda saber si algo necesita un ajuste, o simplemente un tiempo de ajuste adicional por su parte. Buena suerte y esperamos que el cambio mecánico producido sea muy saludable para su cuerpo.

#89 Si el paciente recibió nuevas ortesis, especialmente ortesis invertida altamente correctiva, y se experimenta dolor, ¿cuál es el mejor tratamiento?
1. Saque las nuevas ortesis de sus zapatos y descanse los pies una semana.
2. Ignore el dolor ya que es una experiencia común mientras se adapta a las ortesis.
3. Si comienza a tener algunos síntomas nuevos de rodilla, no tiene nada que ver con las nuevas ortesis, ya que no hay relación entre el pie y la rodilla.
4. Ninguno de los anteriores.
    (ver apéndice 12)

Apéndice 11: Referencias para la técnica de ortesis invertida

Los siguientes son los artículos anteriores publicados sobre la técnica de ortesis invertida.

- Inverted Functional Orthosis. Blake RL. J. Am. Podiatr Med Assoc. 1986 May;76(5): 275-6.
- Foot Orthosis for Severe Flatfoot in Sports. Blake RL, Ferguson HA. J. Am. Podiatr Med Assoc. 1991 Oct; 81(10): 549-55
- Biomechanical analysis of Running with 25 degree inverted orthotic devices. Baitch SP, Blake RL, Fineagan PL, Senatore J. J. Am. Podiatr Med Assoc. 1991 Dec; 81(12): 647-52.
- The Inverted Orthotic Technique: A practical discussion of an orthotic therapy. Blake RL. J.Brit.Pod. Med. Feb 1993; 48(2).
- Update and Rationale for the Inverted Functional Foot Orthosis. Blake, RL. Clinics in Podiatric Med and Surg. April 1994; 11(2).
- The Inverted Orthotic Technique: Its Role in Clinical Biomechanics. Blake RL, Ferguson HA. Clinical Biomechanics of the Lower Extremities, Dr. Ronald Valmassy, editor, Mosby YearBook, Inc. 1995; Chapter 22: pages 466-497.
- Effect of inverted orthoses on lower extremity mechanics for runners. Williams DS 3rd, McClay Davis I, Baitch SP. Med Sci Sports Exerc. 2003 Dec; 35(12): 260-8.
- Effect of foot orthotics on rearfoot and tibial joint coupling patterns and variability. Ferber R, Davis IM, Williams DS 3rd. J. Biomechanics. 2005 Mar; 38(3): 477-83.
- Effect of foot posture and inverted foot orthoses on hallux dorsiflexion. Munteanu SE, Bassad AD. J. Am. Podiatr Med Assoc. 2006 Jan-Feb; 96(1): 32-7.
- The effect of three levels of foot orthotic wedging on the surface electromyographic activity of selective lower limb muscles in gait. Murley GS, Bird AR. Clin Biomech (Bristol, Avon). 2006 Dec; 21(10): 1074-80.
- Effects of Custom-Made Rigid Foot Orthosis on Pes Planus in Children over 6 Years Old. Bok SK, Kim BO, Lim JH, Ahn SY. Ann Rehabil Med. 2014 Jun; 38(3): 369-75.
- Effect of Foot Orthoses on Children with Lower Extremity Growing Pains. Lee HJ, Lim KB, Yoo J, Yoon SW, Jeong TH. Ann Rehabil Med. 2015 Apr; 39(2): 285-93.
- Adults with Flexible Pes Planus and the approach to the prescription of customized foot orthoses in clinical practice: A clinical records audit. Banwell HA, Thewlis D, Mackintosh S. Foot (Edinb). 2015 Jun; 25(2): 101-9.
- Effect of Custom-Molded Foot Orthoses on Foot Pain and Balance in Children With Symptomatic Flexible Flat Feet. Lee HJ, Lim KB, Yoo J, Yoon SW, Yun HJ, Jeong

TH. Ann Rehabil Med. 2015 Dec; 39(6): 905-13.

- The Effect of Different Foot Orthosis Inverted Angles on Plantar Pressures in Children with Flexible Flat Feet. Bok SK, Lee H, Kim BO, Ahn S, Song Y, Park I. PLoS One. 2016 Jul 26; 11(7).

- The Effects of Talus Control Foot Orthoses in Children with Flexible Flatfoot. Ahn SY, Bok SK, Kim BO, Park IS. J. Am. Podiatr Med Assoc. 2017 Jan; 107 (1): 46-53.

- Custom-made foot orthoses: an analysis of prescription characteristics from an Australian commercial orthotic laboratory. Menz HB, Allan JJ, Bonanno DR, Landorf KB, Murley GS. J. Foot Ankle Res. 2017 June 7; 10(23).

- The effectiveness of non-surgical intervention (Foot Orthoses) for paediatric flexible pes planus: A systematic review: Update. Dars S, Uden H, Banwell HA, Kumar S. PLoS One. 2018 Feb 16; 13(2).

- Long-Term Effect of Rigid Foot Orthosis in Children Older Than Six With Flexible Flat Feet. Youn KJ, Ahn SY, Kim BO, Park IS, Bok SK. Ann Rehabil Med. 2019 Apr; 43(2): 224-229.

Apéndice 12: Respuestas a las preguntas de autoevaluación para la técnica de ortesis invertida

Respuestas a las preguntas en este libro sobre la técnica de ortesis invertida

.

#1 9 todo lo anterior (puede ver cuántas vías o modalidades tenemos para ayudar a combatir las fuerzas de pronación que causan problemas)

#2 7 (todo lo anterior)

#3 1 (pronación moderada a severa)

#4 4 (vertido de varo de antepié)

#5 4 (Feehery es para el arco lateral)

#6 8 (todo lo anterior)

#7 7 (todo lo anterior)

#8 3 (menos probable)

#9 5 (poco probable que varíe los zapatos)

#10 5 (todo lo anterior)

#11 5 (1 y 3 no son correctos)

#12 3 (zapatos neutros)

#13 5 (todo lo anterior, 1 el mejor)

#14 6 (todo lo anterior)

#15 7 (PT y Soleo)

#16 6 (3 y 4 correctos)

#17 3 (solo ejemplo valgo de antepié)

#18 5 (todo lo anterior)

#19 Invertida con pronación

    Equilibrado de Root con supinación

    Hannaford con absorción de impactos

    Alza para el síndrome de pierna corta

#20 3 relacionado con las fuerzas de genu recurvatum

#21 15 (todo lo anterior)

#22 1 (el posteo plano lo hace más rígido)

#23 3 (corrección para varo de retropié)

#24 6 (todo lo anterior)

#25 5 (todo lo anterior)

#26 1 (no soy fanático de los prefabricados)

#27 5 (deberías empezar por la anamnesis y la marcha)

#28 3 Neutro (el resto de los nombres no son precisos)

#29 6 todo lo anterior

#30 7 todo lo anterior

#31 2 (aumentos por hora en caminar o pararse solamente)

#32 5 (todo lo anterior)

#33 2 (la pronación provoca un movimiento anterior a través del epicóndilo femoral lateral)

#34 3 (el talón evertido de la compensación del varo del antepié puede producir movimiento en valgo de rodilla y compresión de la articulación lateral)

#35 2,4,5

#36 6 (2 y 4)

#37 4 (el talón levanta todo el peso al insertar el PF)

#38 6 (2 y 4)

#39 4 (compresión del compartimento medial no lateral de la rodilla con supinación)

#40 4 (todo lo anterior)

#41 5 (todo lo anterior)

#42 6 (todo lo anterior)

#43 5 (todo lo anterior)

#44 5 (todo lo anterior)

#45 6 (ninguno de los anteriores)

#46   Bandas elástica (Fase 2)

    Prednisona (Fase 1)

    Cam Walker (Fase 1)

    Cambios en el entreno (Fase 3)

    4 días de hielo (Fase 1)

    Rangos de movimientos activos (Fase 1)

#47 Esguinces de tobillo y varo en el antepié

#48 3 (0-2 niveles de dolor)

#49 Mecánico, inflamatorio y neuropático

#50 4 y 5

#51 7 (todo lo anterior)

#52 3 (normalmente el lado más largo prona más)

#53 5 (la pronación normal puede poner el talón evertido temporalmente)

#54 4 fracturas por estrés tibial

#55 1 (despegue a través de 1 y 2)

#56 2 El dolor del seno del tarso suele ser por momentos pronadores

#57 4 (el pie cavo es impredecible y puede pronar, supinar o tener relativamente poco movimiento al contacto del talón)

#58 5 (la dominancia de las extremidades puede deberse a múltiples problemas)

#59 2 Varo del antepié (todas las demás opciones enumeradas pueden producir inversión del talón en el contacto del talón)

#60 8 (todo lo anterior)

#61 Inestabilidad lateral peroneal

Rodilla interna con rotador externo de cadera

Colapso del arco con disfunción del tibial posterior

Falta de elevación del talón con Aquiles

Inclinación lateral con abductor de cadera

#62 1 (si cojean, no puedes realizar un buena evaluación de la marcha)

#63 4 (peroneo corto débil)

#64 7 (todo lo anterior)

#65 1, 2, 3

#66 6 (todo lo anterior)

#67 4 (todo lo anterior)

#68 1. Pronador

2. Sin síntomas, a menos que la pronación se deba al alto varo tibial

3. Supinación

4. Sin síntomas, a menos que sea mayor de 3-4

Grados de varo tibial

#69 3 Deformidad del varo tibial

#70 No, eso probablemente bloquearía primera plantarflexión metatarsiana para un buen despegue

#71 Prueba de Jack

#72 Gastrocnemios

#73 25 grados invertidos

#74 Extensión de Morton

#75 NCSP 3 invertido

#76 sagital

#77 3 (los rotadores internos de cadera son pronadores)

#78 8 (todo lo anterior)

#79 4 (todo lo anterior)

#80 2 (Rotadores internos de cadera)

#81 4 (el calor debe durar el doble del hielo)

#82 2 (35 grados invertidos)

#83 3 (Modificación Fettig)

#84 4 (20 grados)

#85 Añadido de 10 grados de más de inversión, Medial Heel Skive, corrección de columna medial, cuña de mediasuela en varo, cambio a zapato de control de movimiento como Brooks Beast o Ariel

#86 4 (25 grados)

#87 Sí, se obtienen 5 grados de apoyo para acercar al paciente a la vertical. En casos como este, debe seguir al paciente, y si el dolor del tibial posterior no se resuelve rápidamente, especialmente con tibias varas, es posible que tenga que obtener más fuerza de inversión en el talón con la técnica invertida.

#88 Sí (definitivamente quiero ver cuáles son las diferencias, incluso cómo las modificaciones a los dispositivos Root clásicos se realizan a partir de trabajos

manuales de yeso (como Kirby, Feehery,
Técnica Invertida, etc.)
#89 4 (ninguno de los anteriores)

Índice

F

G

H

I

S

T

Respuestas de la técnica de la ortesis invertida de la prueba previa

1. ¿Cuál es la función número uno de la técnica de ortesis invertida? La técnica de ortesis invertida coloca una fuerza de varo en el retropié para cambiar las tensiones de pronación.

2. Si un paciente tiene 12 grados en eversión en PRCA (posición relajada de calcáneo) de talón, ¿inicialmente qué grados habría que pedir en la técnica de ortesis invertida? 35 grados.

3. ¿Cómo se correlaciona la corrección del yeso con los grados de cambio del talón observados en el paciente? 5 grados de corrección de yeso se correlacionan con 1 grado de inversión del talón.

4. ¿Cuáles son los grupos musculares que habría que fortalecer en pacientes con síndrome de pronación? Músculos intrínsecos del pie, tibial posterior y anterior, peroneo largo, gastrocnemio y sóleo, isquiotibiales laterales, pata de ganso y rotadores externos de cadera.

5. Con una PRCA de 2 grados de inversión, ¿cómo se puede relacionar eso con un problema de pronación? Cuando hay un alto grado de varo tibial, el paciente prona excesivamente y no lleva el talón a una posición vertical. Esto se llama una condición de varo del retropié parcialmente compensada.

6. 6. Con un exceso de pronación, ¿qué compartimento de la rodilla se comprime? El compartimento lateral se comprime, por lo que controlar la pronación puede ayudar a los problemas meniscales laterales, especialmente si se puede generar cierta fuerza en varo para abrir la línea de la articulación lateral.

7. A medida que se intenta eliminar o ralentizar la pronación excesiva, ¿cuáles son los métodos utilizados para proteger la columna lateral del exceso de supinación? Cazoletas laterales altas del talón, aletas laterales al dispositivo ortopédico, extensiones del antepié con más soporte debajo de las cabezas del 4º y 5º metatarsiano, modificaciones de Denton, apoyo

8. lateral o extensión distalmente hacia el posteo normal del retropié, pronación máxima de la articulación de la mediotarsiana en el molde de suspensión, Feehery o Fettig modificaciones a la técnica de ortesis invertida, correcciones de columna la lateral y Lateral Heel Skive, y menos fuerza medial con ortesis más estrecho, cazoleta de talón medial más bajas, extracción del posteo medial del retropié o parte de la cara medial, surco fascial plantar, adelgazamiento del arco medial , y utilizar material plástico menos rígido.

9. ¿Por qué el equino causa una pronación excesiva, en qué plano causa principalmente subluxación, y por qué es importante revertirlo cuando se utiliza la técnica de ortesis invertida? Las fuerzas del Equino pueden producir un colapso del arco

por subluxación del plano sagital justo después de la mitad de la fase media a medida que el peso corporal se mueve sobre la del mediopié. La técnica de ortesis invertida produce un arco alto que luchará contra la fuerza equina tratando de colapsar el arco. La fuerza equina puede ganar causando dolor en el arco, o puede ocurrir un levantamiento temprano del talón, o la cadera puede compensar con un ángulo de marcha excesivo, o la rodilla puede verse forzada a un genuino recurvatum, dañando la rodilla. La mejor estrategia es reconocer el equino pronto y comenzar a tratar la tensión.

10. Al diseñar una ortesis invertida, ¿qué punto de referencia se convierte en el pico del arco interno? Primera articulación escafocuneana.

11. Al realizar evaluaciones de la marcha, ¿cuáles son las 6 fuerzas anormales más comunes que habría que evaluar? Pronación excesiva, supinación excesiva, disimetrías, deficiencia en la absorción de choque, músculos tensos y músculos débiles.

12. Hay 27 áreas que pueden ser dolorosas por la pronación excesiva (Apéndice 1). ¿Cuáles son las 3 causas más comunes de dolor en la periostitis tibial medial distal por pronación excesiva? Músculo/tendón tibial posterior, músculo sóleo, periostitis tibial o el propio hueso.

13. La pronación excesiva, si es la causa o el factor agravante de una lesión, afecta el eslabón más débil de la cadena. Si afecta a un tendón tibial posterior débil, ¿cuáles son las 7 ubicaciones donde un tendón tibial posterior débil puede presentar dolor? Origen tibial con fractura por estrés, periostio, vientre muscular, tendón, inserción en el escafoides, os tibial externo y arco plantar con fibras distales.

14. De lo simple a lo complejo, ¿cuáles son los 10 métodos para ayudar a controlar la pronación excesiva (por ejemplo, uno de ellos es la inversión del talón con el vendaje en J con leukotape)? Zapatos estables, cordones eléctricos, soportes de arco OTC, cuñas en varo en palmillas de zapatos, cinta de arco como Low Dye o Quick Tape de supportthefoot.com, fortalecimiento muscular, estiramiento de tendones que producen el equino, personalización de soportes de arco OTC, correa J para una ligera inversión del talón, ortesis de pie personalizadas.

15. ¿Actualmente la ortesis invertida se compone de 2 técnicas a la hora de tomar el molde? El molde en suspensión y los escáneres digitales que se realizan con la articulación subastragalina neutra y la articulación mediotarsiana máximamente pronada.

16. ¿Por qué un paciente con una pronación excesiva mejora con un 25% de ayuda de pronación y otro paciente necesita un 110% durante un tiempo? A veces, la corrección solo necesita sacar las articulaciones

de su rango de subluxación a un rango de movimiento normal, y en otras ocasiones, la posición del pie debe ser determinada temporal o permanentemente para evitar una mayor ruptura (ejemplo de prevención temprana en la Etapa III PTTD de progresar a Etapa IV y la necesidad de cirugía).

17. La Ley de Occam significa que la causa más común de una lesión es la causa de la lesión. ¿Cómo funciona esto con la Regla de 3 en la investigación de la causa de muchas lesiones por uso excesivo? El ejemplo que uso a menudo se refiere a las lesiones sesamoideas tibiales. El caso de uso excesivo común de las lesiones sesamoideas tibiales es por pronación excesiva que nadie niega. La regla de 3 lo obliga a buscar otras causas que pueden ayudar en el tratamiento, incluida la salud ósea real (deficiencia de vitamina D o baja densidad ósea), la biomecánica individual del pie, como el primer radio en plantarflexión, el tipo de calzado usado como minimalista sin buena suela de protección para los pies o hábitos de entrenamiento con tiempos de recuperación deficientes y demasiada carrera en la acera).

Dedicatoria edición española

Este libro para nosotros significa un gran hito en nuestra carrera podológica. La biomecánica, como rama de especialización de la podología nos acompaña en nuestro trabajo diario. El simple hecho de seguir aumentando nuestro conocimiento y nuestra experiencia en ella es lo que ha hecho posible que estos traductores se conocieran en el Posgrado de perfeccionamiento en exploración biomecánica y técnicas en exploración biomecánica y técnicas instrumentales de análisis de movimientos humanos en podología en la Universidad Miguel Hernández. Tuvimos la oportunidad de entender profundamente la aplicabilidad de la técnica de ortesis invertida en nuestros pacientes. A partir de ahí, ha habido una evolución a la hora de plantear nuestros tratamientos biomecánicos.

Debido al afán de conocimiento y a la publicación del 40ª aniversario de la técnica de ortesis invertida de Blake, contactamos con el autor donde discutimos varios de nuestros casos clínicos y es de agradecer que el Dr. Blake nos guiara con estos pacientes. Debido a las referencias que el Dr. Blake nos mencionaba en su libro "The inverted orthotic technique", decidimos proponerle que este libro llegará a más podólogos hispanohablantes para la divulgación de esta técnica, por lo que nos ofrecimos voluntarios para traducir este libro. Este libro da la oportunidad de embarcarse en las experiencias y los matices del desarrollo profesional del Dr. Blake en los más de 40 años.

"Rich, we think this is the beginning of a beautiful friendship."

Carlos Martínez Sebastián
Graduado en Podología en la UMA

Álvaro Gómez Carrión
Graduado en Podología en la US

Contraportada

Los dispositivos hechos con la técnica ortésica invertida también se conocen como las ortesis invertidas Blake. Estas son algunas de las muchas lesiones o problemas donde nos ayuda:

1. Casi cualquier problema de pronación
2. Casi todos los corredores
3. Pronación moderada a severa
4. Pronación por problemas del plano sagital
5. Pronación por deformaciones del plano transversal
6. Disfunción del tendón tibial posterior
7. Síndrome del túnel tarsal
8. Síntomas del menisco lateral
9. Aumento del Genu Valgo
10. Periostitis tibial medial
11. Síndromes patelofemorales
12. Pies planos adquiridos de menores y adultos
13. Deformidades de juanete juvenil

Este libro le ayudará a comprender cómo prescribir la técnica a sus pacientes, cómo comprender su papel en la biomecánica de las extremidades inferiores, cómo evaluar su éxito y cómo ajustar el dispositivo cuando la corrección no es suficiente o demasiado.

Este libro también está lleno de técnicas de evaluación biomecánicamente significativas, instrucciones sobre cómo realizar una buena evaluación de la marcha y cómo usar modalidades como zapatos, elevaciones, cintas, estiramientos y fortalecimiento para ayudar a la naturaleza aguda y crónica de los problemas que el paciente presenta. en su clínica.

Este libro es una desviación en cierto sentido del dispositivo ortopédico funcional de Root, pero no de la biomecánica sólida establecida por los Dres. Root, Weed y Orien. También es en honor al Dr. Merton Root, el padre de los dispositivos ortopédicos modernos, que fue fundamental en su desarrollo.
Gracias Dr. Root.